Onderzoek en behandeling van artrose en artritis

Orthopedische casuïstiek

Onderzoek en behandeling van artrose en artritis

Redactie:
Koos van Nugteren
Dos Winkel

Met bijdragen van:
Marc Martens
Anke Smets
Pat Wyffels

Bohn Stafleu van Loghum
Houten 2009

© 2009 Bohn Stafleu van Loghum, onderdeel van Springer Uitgeverij

Alle rechten voorbehouden. Niets uit deze uitgave mag worden verveelvoudigd, opgeslagen in een geautomatiseerd gegevensbestand, of openbaar gemaakt, in enige vorm of op enige wijze, hetzij elektronisch, mechanisch, door fotokopieën of opnamen, hetzij op enige andere manier, zonder voorafgaande schriftelijke toestemming van de uitgever.

Voor zover het maken van kopieën uit deze uitgave is toegestaan op grond van artikel 16b Auteurswet 1912 j° het Besluit van 20 juni 1974, Stb. 351, zoals gewijzigd bij het Besluit van 23 augustus 1985, Stb. 471 en artikel 17 Auteurswet 1912, dient men de daarvoor wettelijk verschuldigde vergoedingen te voldoen aan de Stichting Reprorecht (Postbus 3051, 2130 KB Hoofddorp). Voor het overnemen van (een) gedeelte(n) uit deze uitgave in bloemlezingen, readers en andere compilatiewerken (artikel 16 Auteurswet 1912) dient men zich tot de uitgever te wenden.

Samensteller(s) en uitgever zijn zich volledig bewust van hun taak een betrouwbare uitgave te verzorgen. Niettemin kunnen zij geen aansprakelijkheid aanvaarden voor drukfouten en andere onjuistheden die eventueel in deze uitgave voorkomen.

ISBN 9789031362301
NUR 894

Ontwerp omslag: A-graphics, Anita Amptmijer, Apeldoorn
Ontwerp binnenwerk: TEFF (www.teff.nl)
Automatische opmaak: Pre Press, Zeist

Bohn Stafleu van Loghum
Het Spoor 2
Postbus 246
3990 GA Houten

www.bsl.nl

Inhoud

Lijst van auteurs	V
Inleiding	1
Koos van Nugteren	
Anatomie	1
Artrose: etiologie	5
Symptomatologie	8
Beeldvorming	11
Therapie	14
Afvallen	15
Oefentherapie	15
Aanpassen van de leefstijl	16
Beweegprogramma's	16
Fysiotherapie / kinesitherapie / oefentherapie	16
Operatieve behandeling	17
Preventie van artrose	18
Literatuur	19

1 Een 14-jarige scholier met een pijnlijk gezwollen vinger nadat deze op een ongelukkige manier geraakt was door een basketbal — 23
Koos van Nugteren

Inspectie en algemene palpatie	23
Functieonderzoek	23
Specifieke palpatie	24
Therapie	25

2	**Een jonge wielrenner met anteromediale kniepijn** Dos Winkel	**27**
	Inspectie	27
	Palpatie	27
	Functieonderzoek	27
	Palpatie	28
	Therapie	29
	Literatuur	31
2a	**Addendum: artritis** Koos van Nugteren	**33**
	Trauma of chronische irritatie	33
	Auto-immuunziekte	34
	Jicht	35
	Chondrocalcinose	35
	Ziekte van Lyme	35
	Bacteriële artritis	36
	Artritis door een corpus alienum	37
	Reumatische artritis en oefenen	37
	Vormen van de training	38
	Literatuur	42
3	**Ernstige pijn, zwelling en functieverlies van de knie bij een 11-jarige jongen, die tijdens een wandeling op zijn knie was gevallen** Marc Martens	**43**
	Algemene inspectie	43
	Palpatie	44
	Functieonderzoek	44
	Therapie	46
4	**Hevige laterale kniepijn en mank lopen, spontaan ontstaan bij een 47-jarige vrouw** Koos van Nugteren	**47**
	Inspectie	47
	Algemene palpatie	47
	Functieonderzoek	47
	Specifieke palpatie	48
	Therapie	49

5	**Progressieve mediale kniepijn bij een 55-jarige man die al tien jaar jicht heeft** *Marc Martens*	**51**
	Inspectie	51
	Palpatie	51
	Functieonderzoek	52
	Therapie	53
5a	**Addendum: jicht** *Koos van Nugteren*	**55**
	Lokalisatie	55
	Symptomatologie	56
	Therapie	56
	Literatuur	58
6	**Een 72-jarige vrouw met coxarthrosis waar niets meer aan te doen zou zijn** *Pat Wyffels*	**59**
	Inspectie en algemene palpatie	60
	Functieonderzoek	60
	Bespreking	60
	Therapie	61
7	**Een 18-jarige patiënte met lichte koorts, uitslag en een pijnlijke pols, met dramatische afloop** *Pat Wyffels en Anke Smets*	**63**
	Inspectie	63
	Palpatie	63
	Functieonderzoek	64
8	**Posterieure knieklachten bij een 78-jarige man, spontaan ontstaan na gymnastiek** *Koos van Nugteren*	**67**
	Algemene palpatie	67
	Inspectie	67
	Functieonderzoek	67
	Palpatie	68
	Therapie	68

8a	**Addendum: kraakbeenletsel en posttraumatische artrose bij sporters** *Koos van Nugteren*	**71**
	Rustige sporten	72
	Kraakbeenletsels	73
	Conservatieve therapie	75
	Artroscopische behandeling	75
	Preventieve maatregelen	77
	Conclusie	77
	Literatuur	78
9	**Een 30-jarige fervente sporter met sinds anderhalf jaar bestaande, onbehandelbare pijn ter hoogte van de binnenenkel** *Marc Martens*	**81**
	Inspectie	81
	Palpatie	81
	Functieonderzoek	82
	Therapie	82
10	**Een 64-jarige vrouw met sinds ruim een jaar bestaande mediale kniepijn** *Marc Martens*	**85**
	Inspectie	85
	Algemene palpatie	85
	Functieonderzoek	86
	Specifieke palpatie	86
	Therapie	87
	Bespreking	87
11	**Geleidelijk ontstane pijn aan de anterieure zijde van beide knieën bij een 74-jarige sportieve man** *Koos van Nugteren*	**89**
	Inspectie	89
	Algemene palpatie	90
	Functieonderzoek	90
	Functieonderzoek linkerheup	91
	Aanvullend onderzoek	91
	Therapie	93
	Bespreking	93

11a Addendum: diagnostiek bij artrose van heup en knie — **95**
Koos van Nugteren

Inleiding	95
Heupartrose	95
Looppatroon	96
Artrose van de knie	98
Literatuur	99

Bijlage I — **101**
Capsulaire patronen — 101
Literatuur — 103

Bijlage II — **105**
Capsulair patroon van de schouder — 105

Bijlage III — **107**
Capsulair patroon van de elleboog — 107

Bijlage IV — **109**
Capsulair patroon van het distaal radio-ulnaire gewricht. — 109

Bijlage V — **111**
Capsulair patroon van het basisgewricht van de duim (= het trapeziometacarpale gewricht) — 111

Bijlage VI — **113**
Capsulair patroon van de metacarpofalangeale en interfalangeale gewrichten — 113

Bijlage VII — **115**
Capsulair patroon van de heup — 115

Bijlage VIII — **117**
Capsulair patroon van de knie — 117

Bijlage IX — **119**
Capsulair patroon van het bovenste spronggewricht (articulatio talocruralis) — 119

Bijlage X — **121**
Capsulair patroon van het metatarsofalangeale I-gewricht — 121

Bijlage XI **123**
Capsulair patroon van de cervicale wervelkolom 123

Bijlage XII **125**
Capsulair patroon van de lumbale wervelkolom 125

Verwijzingen naar eerder verschenen *Orthopedische casuïstiek* **127**

Register **129**

Lijst van auteurs

Prof. dr. Marc Martens, orthopedisch chirurg, verbonden aan het Universitair Ziekenhuis te Antwerpen en de Eeuwfeestkliniek te Antwerpen.

Koos van Nugteren, fysiotherapeut in een particuliere praktijk te Nijmegen. Specialisatie: orthopedische aandoeningen.

Dr. Anke Smets, huisarts te Halle-Zoersel, België.

Dos Winkel, orthopedisch fysiotherapeut. Oprichter van de International Academy of Orthopaedic Medicine, waarvan hij van 1978 tot maart 2005 president was.

Dr. Pat Wyffels, huisarts te Halle-Zoersel, België. Als wetenschappelijk medewerker verbonden aan het huisartseninstituut van de Universitaire Instelling Antwerpen (UIA) en docent aan de cursus 'Orthopedische Geneeskunde' van Domus Medica te Antwerpen.

Inleiding

Koos van Nugteren

Artrose is de meest voorkomende gewrichtsaandoening. Vrijwel iedereen die ouder is dan 75 jaar heeft artrose in minstens één gewricht.[1]
Een patiënt met een symptomatische artrose ervaart pijn, stijfheid, bewegingsbeperkingen en functieverlies wat betreft het aangedane gewricht. De aandoening kan worden beschouwd als een degeneratieve toestand van een gewricht die vooral wordt gekenmerkt door kraakbeenverlies. Wanneer het gewrichtskraakbeen onvoldoende steun kan bieden, reageert het gewricht met botwoekering aan de randen. Men noemt dit osteofytvorming. Dit fenomeen is een fysiologische reactie op de verminderde belastbaarheid van het gewricht. Osteofytvorming leidt tot verbreding van het gewricht, zodat de druk (het lichaamsgewicht) over een groter oppervlak wordt verdeeld. De botwoekering is goed zichtbaar op een röntgenfoto. Verder verandert na verloop van tijd ook de structuur van het subchondrale bot. Dit komt doordat het subchondrale bot abnormaal wordt belast, waardoor herhaaldelijk beschadigingen ontstaan die vervolgens weer herstellen. Het gevolg is een botstructuur met cysten en daaromheen extra dicht 'reparatiebotweefsel' (osteosclerose*).
Symptomatische artrose van wervelkolom, knie, heup en hand komt zeer veel voor. Hoewel artrose geen gevaarlijke aandoening is, heeft het – door het frequente voorkomen – grote maatschappelijke gevolgen.
Vrouwen hebben vaker artrose dan mannen. Alleen relatief *jonge* mannen (55-65 jaar) vormen een uitzondering wat betreft heupartrose. Zij hebben vaker heupartrose dan vrouwen van dezelfde leeftijd.[2] Dit komt waarschijnlijk doordat veel mannen in hun jeugd hebben gevoetbald.

Anatomie

Gewrichtsoppervlakken zijn bedekt met hyalien kraakbeen. De dikte van kraakbeen bedraagt, afhankelijk van het type gewricht circa een millimeter tot een halve centimeter. De hoeveelheid en intensiteit van de belasting

Opbouw van kraakbeen

---

* *Sclerose = verharding*

Figuur 0-1
Conventionele röntgenfoto van een kniegewricht met artrose van het mediale gewrichtscompartiment.

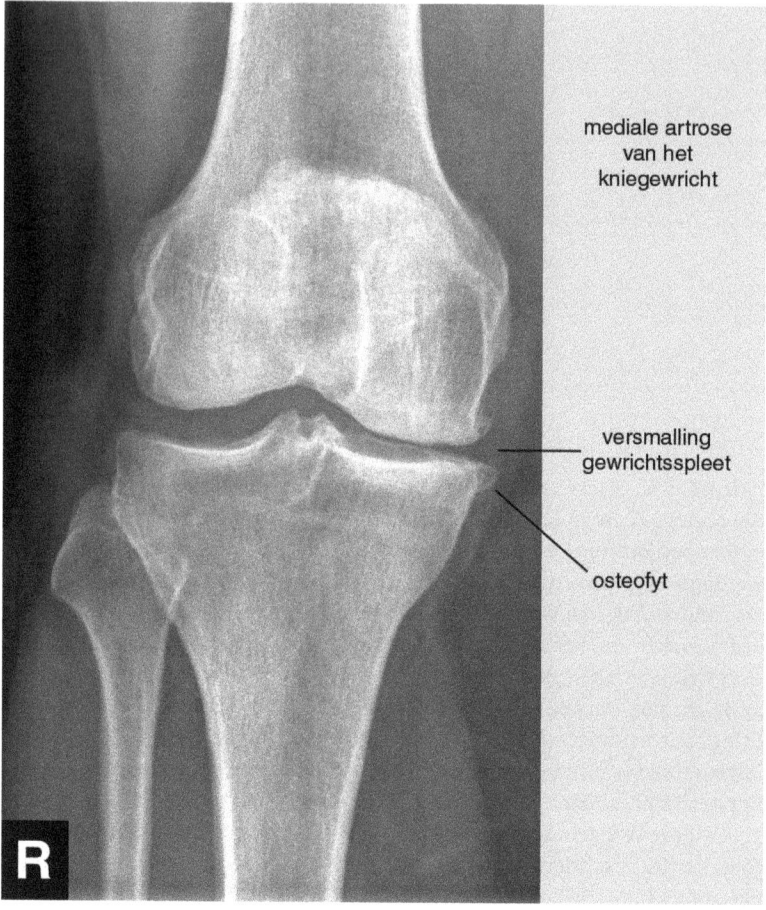

die vooral tijdens de jeugd op het kraakbeen inwerkt, kan de dikte van deze laag beïnvloeden.[3] Hogere belasting (binnen fysiologische grenzen) leidt tot dikker kraakbeen. Hyalien kraakbeen vermindert wrijving tussen de beide botdelen en werkt als een soort schokdemper.

Kraakbeen bestaat uit drie belangrijke componenten:
1 de kraakbeencel (chondrocyt en chondroblast*);
2 vezels, waarvan de meeste van het type collageen II zijn;**
3 grondsubstantie; deze bevat grote moleculen: de zogeheten proteoglycaanaggregaten bestaande uit:
   – een hyaluronzuurketen: deze vormt een soort 'ruggengraat' met daaraan:

---

* *Chondroblasten produceren vezels en grondsubstantie (samen: matrix). Chondrocyten zijn niet of nauwelijks actief in de productie hiervan.*
** *Collageen II wordt vooral aangetroffen in bindweefsel met een hoge concentratie proteoglycanen en water: deze combinatie heeft sterk schokdempende eigenschappen.*

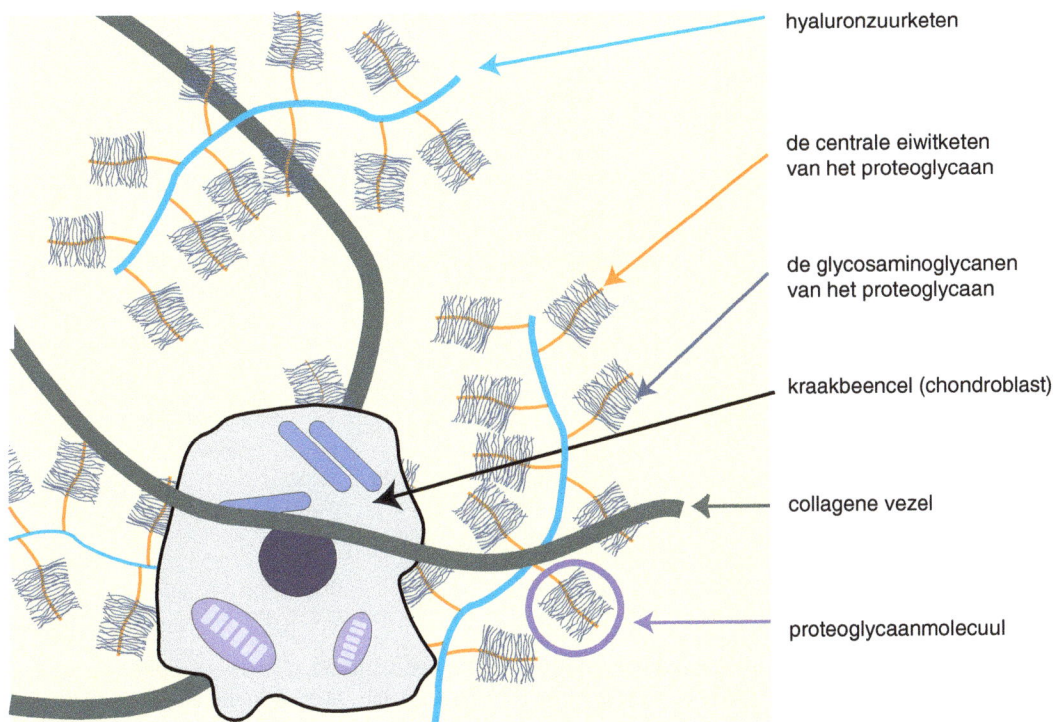

Figuur 0-2
Schematische voorstelling van de verschillende componenten van kraakbeen: de chondrocyt en de door de chondrocyt geproduceerde collagene vezels en matrixmoleculen.

- honderden 'borsteltjes': de zogenoemde proteoglycaanmoleculen die op hun beurt weer bestaan uit een centrale eiwitketen met daaraan de glycosaminoglycanen.

Hyaluronzuur vormt een soort ruggengraat waaraan zich honderden 'borsteltjes' (proteoglycaanmoleculen *(figuur 0-2 en 0-3)* kunnen binden.* Zo'n lange 'slinger' van borsteltjes heeft niet alleen een enorme water*opslagcapaciteit* maar kan het water ook zeer *sterk* aan zich binden. Deze sterk waterbindende eigenschap is essentieel voor een goede biomechanische werking van gewrichtskraakbeen: onder hoge belasting zal een kleine hoeveelheid water uit het kraakbeen 'geperst' worden, die vervolgens onder normale belasting weer aangezogen wordt. Dit mechanisme zorgt ervoor dat kraakbeen een hoge viscositeit bezit, elastisch is, veerkrachtig en hoge compressiekrachten kan weerstaan. Verder is het van betekenis voor een goede smering van de gewrichten.

---

* *Een dergelijk groot molecuul wordt ook wel een proteoglycaanaggregaat genoemd.*

Figuur 0-3
Een 'slinger' van proteoglycaanmoleculen (de borsteltjes): deze hebben een enorme wateropslagcapaciteit en kunnen water bovendien zeer sterk aan zich binden.

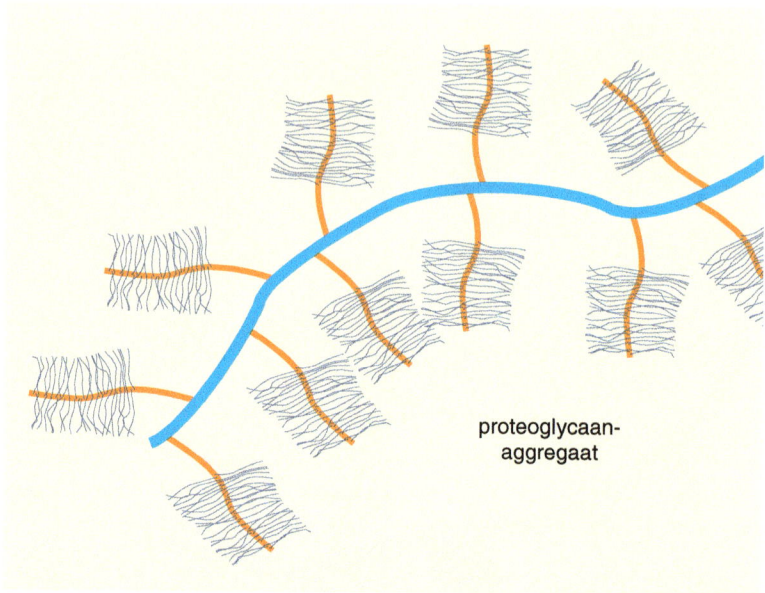

proteoglycaan-aggregaat

Voeding van kraakbeen

In gewrichtskraakbeen vinden voortdurend afbraak- en opbouwprocessen plaats van extracellulaire bestanddelen. Het vernieuwen van 'oude' weefselcomponenten noemt men 'turnover'. De turnover-time van hyaluronzuur in gewrichtskraakbeen bedraagt circa drie dagen en van de glycosaminoglycanen (de borsteltjes) circa acht dagen.[3] De turnover-time van collagene vezels is veel langer.

De productie van 'nieuwe' kraakbeencomponenten vindt plaats in de chondroblast. De chondroblast heeft hiervoor voedingsstoffen en zuurstof nodig. Deze worden aangevoerd door diffusie en osmose vanuit subchondraal bot en vanuit de synovia.* De kwaliteit van de voedingsstoffen bepaalt in hoge mate de regeneratiemogelijkheden van het gewrichtskraakbeen. Ziek gewrichtskapsel, zoals in het geval van een reumatoïde artritis, produceert slechte kwaliteit synovia, dat uiteindelijk leidt tot vermindering van de kwaliteit van het kraakbeen.

Effecten van een wisselende belasting

De kwaliteit van het kraakbeen kan worden bevorderd door veel te bewegen en door het kraakbeen wisselend te belasten. De gunstige effecten hiervan zijn:
– Veel bewegen zorgt voor beweging van de synoviale vloeistof (lees voedingsstof) door het gewricht; hierdoor komt het gemakkelijker in contact met al het gewrichtskraakbeen.

---

* *Synovia = gewrichtsvloeistof of synoviaal vocht. Synovia wordt geproduceerd in het gewrichtskapsel (= synovium).*

– Afwisselend belasten zorgt voor het steeds indrukken en ontlasten van het gewrichtskraakbeen; hiermee wordt achtereenvolgens water uit het kraakbeen geperst en weer aangezogen (inclusief voedingsstoffen en afvalstoffen); dit gebeurt zowel vanuit de gewrichtsholte als vanuit het subchondrale bot *(figuur 0-4)*.
– Mechanische belasting stimuleert de chondroblast tot de aanmaak van collageen en grondsubstantie.

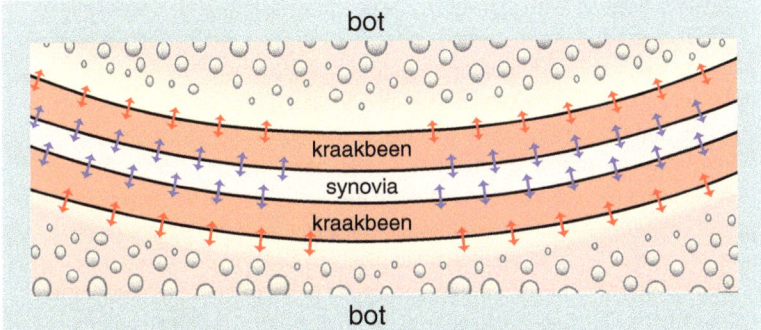

Figuur 0-4
Illustratie van een gewrichtsspleet: voedingsstoffen en zuurstof voor het kraakbeen worden aangevoerd door diffusie en osmose vanuit subchondraal bot (rode pijlen) en vanuit de synovia (paarse pijlen).

Artrose: etiologie

Bij artrose is sprake van verlies van de normale structuur en functie van het gewrichtskraakbeen. Verlies van de gezonde structuur van kraakbeen kan *geleidelijk* plaatsvinden, of *acuut* door een trauma *(zie hoofdstuk 8a)*. Een combinatie van beide is ook mogelijk wanneer zeer licht belastbaar kraakbeen zo sterk wordt belast dat er beschadiging optreedt.

In het *beginstadium* ontstaan er veranderingen in het kraakbeenmetabolisme, wat tot uiting komt in veranderingen op moleculair niveau van de grondsubstantie in het kraakbeen. De slingers van proteoglycaanketens worden korter, waarmee het vermogen om water *krachtig* te binden afneemt. Er ontstaat overigens wel een *toename* van het watergehalte, wat leidt tot een ongewenste zwelling van het kraakbeen. Het water wordt echter minder *sterk* gebonden, zodat bij belasting sneller (te snel) verlies van vocht optreedt. Na het stoppen van de belasting wordt vervolgens weer te veel vocht opgenomen. De zwelling veroorzaakt een verlies van de juiste oriëntering van de collagene vezels die ingebed liggen in de matrix. Het kraakbeen verliest daarmee zijn stijfheid en sterkte en is als het ware een te 'slappe spons' geworden. Minifissuren zullen dan leiden tot beschadigingen die onvoldoende kunnen worden gerepareerd. Kleine partikeltjes van gescheurd kraakbeenweefsel raken los en komen in het gewricht terecht. Als zij in contact komen met het gewrichtskapsel ontstaat een capsulitis (artritis). Langzamerhand neemt de dikte van het kraakbeen af. De artrose is daarmee begonnen.

Geleidelijk verlies van kwaliteit

Uiteindelijk kan artrose leiden tot een complex van pathologische veranderingen van het *gehele* gewricht. Allerlei weefsels raken dan betrokken bij dit proces: subchondraal bot, het gewrichtskapsel, met name de kwaliteit van de synovia, de periarticulaire spieren en de sensorische en sympathische zenuwen.[4]

> Verbruggen et al. (2000)[5] onderzochten kraakbeencellen van donoren* uit verschillende leeftijdsgroepen. De chondroblasten werden op kweek gezet en na drie weken werden onder de elektronenmicroscoop het aantal en de kwaliteit van de gevormde glycosaminoglycaanketens bekeken. De volgende bevindingen kwamen uit dit onderzoek.
>
> De mate waarin de glycosaminoglycaanketens** werden gebonden door hyaluronzuur verminderde (tot 50%) naarmate de onderzochte kraakbeencellen van oudere personen afkomstig waren; de ruggengraat van hyaluronzuur bevatte dus minder zijtakken, wanneer de productie ervan in relatief oude personen had plaatsgevonden. Verder waren de ketens die geproduceerd waren door 'oudere' kraakbeencellen veel korter van lengte. De conclusie luidde dat de kwaliteit van kraakbeen afneemt naarmate men ouder wordt vanwege onvermogen van het lichaam om voldoende glucosaminen / chondroïtine in de kraakbeenmatrix in te bouwen.

Het hiervoor vermelde onderzoek maakt duidelijk dat oudere personen gevoeliger zijn voor het ontwikkelen van artrose dan jonge personen. Men moet zich hierbij wel afvragen of de oorzaak van de kraakbeendegeneratie een *direct* of *indirect* gevolg is van ouderdom. Oudere personen hebben immers in het algemeen minder lichaamsbeweging en bewegingsarmoede leidt tot afname van de kwaliteit van kraakbeen (en kraakbeencel). Bewegingsarmoede onder ouderen zou dus de primaire oorzakelijke factor kunnen zijn.

Artrose kan ontstaan onder invloed van vele factoren; dikwijls is sprake van een combinatie van factoren. Niet bij iedere patiënt kan worden achterhaald wat precies de 'kraakbeenslijtage' heeft veroorzaakt.

Enkele *bekende* factoren die kunnen leiden tot kraakbeendegeneratie:
– Langdurige onderbelasting of immobilisatie. Gebrek aan wisselende belasting leidt tot vermindering van voeding van het kraakbeen en vermindering van de aanmaak van grondsubstantie door de kraakbeencellen. Hierdoor vermindert de kwaliteit van het kraakbeen.
– Overbelasting van ondervoed en ongetraind gewrichtskraakbeen.[3]

---

*   *De kraakbeencellen werden verkregen van 33 donoren bij autopsie.*
** *Met glycosaminoglycaanketens worden bedoeld: de proteoglycanen met de daarin gebonden glucosaminoglycanen; ofwel de borsteltjes in de illustratie.*

- Traumatisch letsel van gewrichtskraakbeen. Anders dan bij de meeste bindweefselletsels regenereert kraakbeen nauwelijks. Zeer kleine letsels zullen waarschijnlijk regenereren tot nieuw hyalien kraakbeen. Na een groot kraakbeenletsel zal zich littekenweefsel vormen ter plaatse van de laesie. Dit littekenweefsel bestaat uit een vezelachtig kraakbeen ofwel fibrocartilagineus weefsel. Traumatisch letsel leidt vaak tot een inflammatie van het gewrichtskapsel. Dit gebeurt als beschadigd – losgeraakt – kraakbeenmateriaal in contact komt met het gewrichtskapsel en als indringer wordt aangevallen.[3]
- Vormverandering van het gewricht als gevolg van een – in het verleden – doorgemaakte fractuur in het gewricht (figuur 0-5).
- Vormafwijking van het gewricht door een groeistoornis tijdens de jeugd; bijvoorbeeld (in geval van het heupgewricht) heupdysplasie, de ziekte van Perthes (figuur 0-6), epiphysiolysis capitis femoris (figuur 0-7).
- Verweking van subchondraal bot waardoor het gewrichtsoppervlak inzakt. Het kraakbeen kan dan geen steun meer geven en raakt op den duur beschadigd. Denk hierbij aan de osteochondrosis dissecans in de femurcondyl en de avasculaire botnecrose van de femurkop (figuur 0-8).
- Abnormale belasting van een gewricht door ligamentletsel of letsel van een intra-articulaire meniscus.[6] In het geval van de wervelkolom kunnen facetgewrichten abnormaal worden belast als de discus tussen twee wervels is versmald (figuur 0-9).
- Abnormale belasting op een gewricht; bijvoorbeeld doordat sprake is van een parese van (één van de) aansturende spieren van het gewricht.
- Herhaalde of langdurige auto-immuunreacties van het lichaam tegen gewrichtskapsel. Denk hierbij aan reumatoïde artritis of de ziekte van Bechterew. Het gewrichtskapsel zorgt voor de productie van voedende synoviale vloeistof. Bij frequente of chronische synoviitis (capsulitis) wordt de voeding van het gewricht verstoord en ontstaat degeneratie van het kraakbeen.
- Overgewicht. Dit blijkt een belangrijke factor voor het ontstaan van *knieartrose*. Men vermoedt dat ongeveer een derde van het aantal gevallen van knieartrose verband houdt met overgewicht.[7] Overgewicht en *heupartrose* hebben geen duidelijk oorzakelijk verband met elkaar.
- Abnormale of hoge belasting van een gewricht gerelateerd aan beroep, topsport of anderszins. Bijvoorbeeld in geval van knieartrose: personen met een beroep waarbij zwaar wordt getild[8] en waarbij men veel moet hurken en knielen lopen risico; men vermoedt dat 8-20% van de symptomatische knieartrose verband houdt met dergelijke beroepen.[1,5,7]
- Er zijn bepaalde raciale verschillen; bijvoorbeeld negroïde Amerikanen (uit de VS) hebben vaker heupartrose dan blanke Amerikanen.[9] Chinezen blijken relatief snel een *laterale* knieartrose te krijgen, vermoedelijk als gevolg van een iets andere kniemorfologie; de knie heeft bij hen een wat grotere valgusstand waardoor het laterale kniecompartiment meer wordt belast dan bij andere bevolkingsgroepen het geval is.[10]
- Genetische factoren.[11] Bepaalde personen hebben een hogere gevoeligheid voor het krijgen van artrose. Dit blijkt onder meer uit het feit dat artrose van de hand relatief vaak samengaat met artrose van de knie, de

wervelkolom en – in mindere mate – van de heup.[12] Verder toonden diverse studies dat artrose in bepaalde families relatief vaak voorkomt.[13,14]
- Hormonale factoren. Artrose treedt bij vrouwen vooral op na de menopauze. Vermoedelijk houdt dit verband met hormonale veranderingen tijdens de menopauze. Opvallend is dat vrouwen met osteoporose minder gevoelig zijn voor het krijgen van artrose.[15]
- Leeftijd. Hoe ouder de patiënt des te groter is de kans op het ontstaan van artrose. Zoals eerder vermeld: mogelijk speelt bewegingsarmoede hierin de belangrijkste rol.

Artritis door artrose

Wanneer een (artrotisch) gewricht geïrriteerd wordt, reageert het gewrichtskapsel met een ontstekingsreactie (inflammatie, synovitis ofwel artritis); dit is een niet-bacteriële ontsteking van het gewrichtskapsel die onder andere kan worden veroorzaakt door kraakbeenpartikels die in aanraking komen met het gewrichtskapsel. Het gewricht wordt dan warm en dik. Een artritis kan gemakkelijk ontstaan in een overbelast artrotisch gewricht. Het gewricht is in dat geval niet alleen stijf maar ook pijnlijk. Men spreekt dan van een opvlamming of flare van de aandoening.

Artrose door artritis

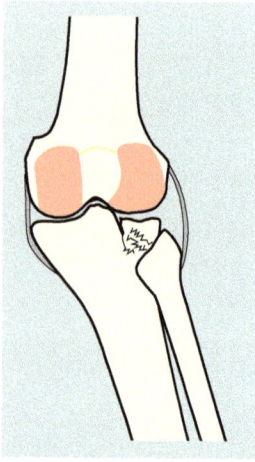

Figuur 0-5
Vormverandering van het gewricht als gevolg van een doorgemaakte tibiaplateaufractuur.

Soms ontstaat een artritis spontaan, zonder trauma of overbelasting. Dit kan onder andere gebeuren als gevolg van een bacteriële ontsteking of een auto-immuunziekte zoals reumatoïde artritis of de ziekte van Bechterew.
Wanneer *langdurig* sprake is van artritis, zal het gewrichtskapsel dikker worden; dit is te zien en te voelen als een pasteuze zwelling van het gewricht. Frequente artritiden verstoren een gezonde voeding van het kraakbeen en zijn op lange termijn schadelijk voor het gewricht; artrose is het gevolg (*zie hoofdstuk 2a*).

Als sprake is van artritis dan heeft de patiënt pijn in rust die toeneemt zodra het kapsel op spanning komt; dit gebeurt in de eindstanden van het gewricht.

Symptomatologie

Niet altijd leidt een röntgenologisch aangetoonde artrose tot klachten. Dikwijls is alleen sprake van een niet-pijnlijke stijfheid.
Symptomatische artrose wordt gekenmerkt door pijn (vooral bij belasten), ochtendstijfheid, bewegingsbeperking en functieverlies. De richting van de bewegingsbeperking is voor de verschillende gewrichten steeds min of meer hetzelfde: de opeenvolging en ernst van de bewegingsbeperkingen verlopen dikwijls,[16,17] maar niet altijd,[18,19] volgens een zogenoemd capsulair patroon. Vermoedelijk is sprake van een capsulair patroon als vrij-

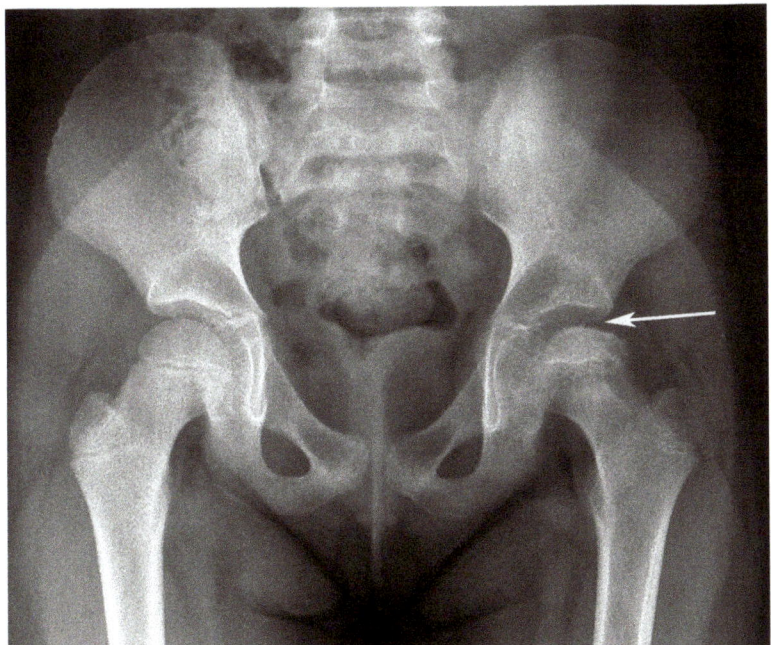

Figuur 0-6
Deze conventionele röntgenfoto toont vervorming van de femurkop ten gevolge van de ziekte van Perthes.

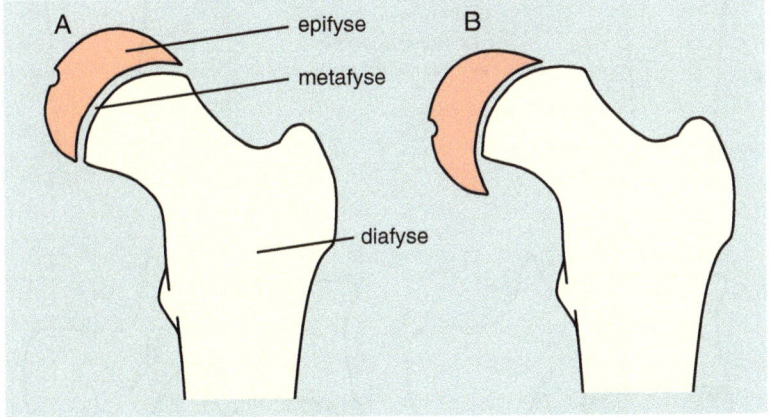

Figuur 0-7
In geval van een epiphysiolysis capitis femoris schuift een deel van de femurkop, de epifyse, af van de rest van het femur.

wel alleen het kapsel is aangedaan en van een niet-capsulair patroon als er ook andere factoren dan capsulaire meespelen, zoals een gewrichtsmuis, subluxatie of bursitis. Wanneer een capsulair patroon wordt gevonden bij klinisch onderzoek, dan wijst dit dus sterk op artrose of artritis. Een afwijkend patroon sluit echter niet uit dat toch sprake is van artrose of artritis.

Algemene klinische symptomen van artrose oplopend in ernst:
− Een al of niet pijnlijke beperking van het gewricht, dikwijls volgens een capsulair patroon *(zie bijlage I)*. De beperking is langer dan drie maanden

Figuur 0-8

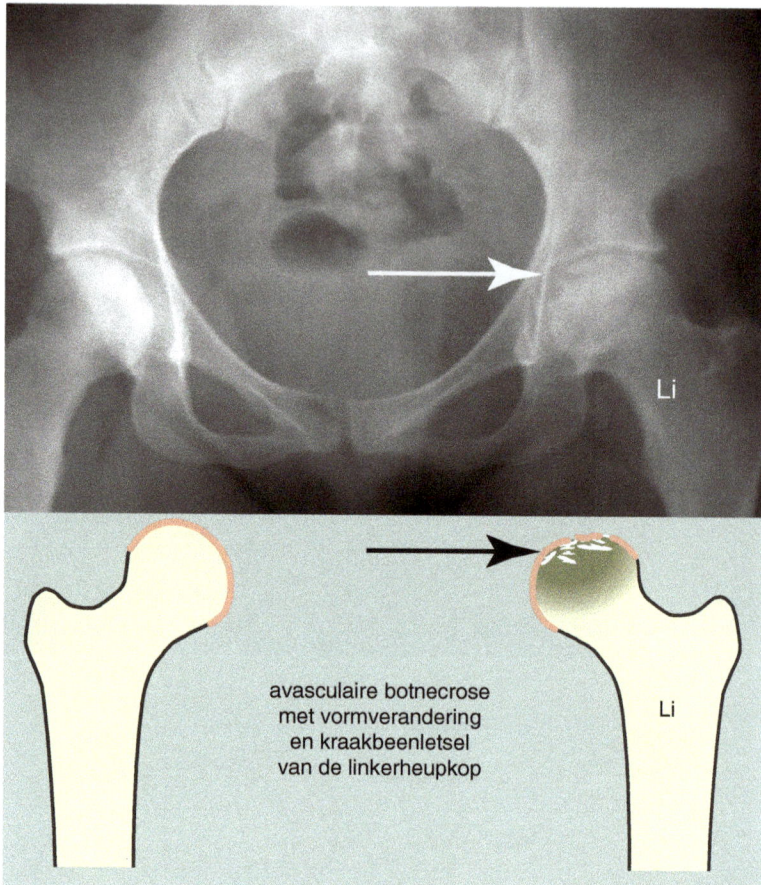

Figuur 0-9
In het geval van de wervelkolom: als de discus tussen twee wervels is versmald, dan worden de facetgewrichten abnormaal belast. De tekening toont een retrolysthesis en compressie van het facetgewricht als gevolg van discusversmalling.

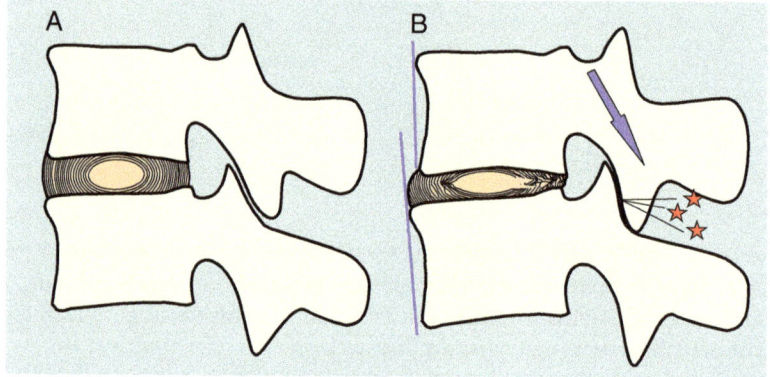

aanwezig en geleidelijk ontstaan. *Plotselinge* beperking van een gewricht wijst op andere pathologie.
- Startstijfheid, vooral in de ochtend.
- Pasteuze zwelling van het gewricht. Dit wijst op kapselzwelling ten gevolge van chronische irritatie van het gewricht.

- Functieverlies van het gewricht. Er is merkbare hinder in het dagelijks leven.
- Botharde verdikking van het gewricht als gevolg van osteofytvorming.

NB: in geval van artritis kunnen alle symptomen van inflammatie worden waargenomen: pijn (in rust), warmte, zwelling, roodheid.

Uiteraard kent ieder gewricht zijn eigen specifieke kenmerken in geval van artrose.

Beeldvorming

Röntgenfoto

Bij röntgenonderzoek vindt men een versmalling van de gewrichtsspleet als gevolg van kraakbeenverlies (figuur 0-11). In ernstiger gevallen ziet men osteofytvorming op de randen van het gewricht en gewrichtsdeformatie. Een artrotische lumbale wervelkolom kan door osteofytvorming sterk van vorm veranderen (figuur 0-10); artrotische wervels verbreden zich waar zij op elkaar rusten en de facetgewrichten worden groter.

In geval van artrose van de vingers is vaak sprake van periarticulaire botwoekeringen. Verder kan subchondraal het bot aangetast zijn; men vindt dan subchondrale sclerose en/of pseudocysten met een sclerotische begrenzing. In ernstige gevallen verandert de vorm van de gewrichtskop.[15]

Niet altijd komen bevindingen bij röntgenonderzoek overeen met wat men klinisch bij de patiënt aantreft. Op röntgenfoto's ziet men zeer frequent artrose van de lage rug, de nek,[1] de vingers en de grote teen, terwijl de patiënt er geen hinder van ondervindt. In mindere mate geldt dit ook voor heup- en knieartrose.[20]

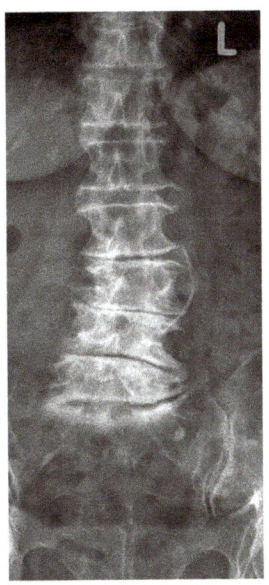

Figuur 0-10
Een artrotische lumbale wervelkolom kan door osteofytvorming sterk van vorm veranderen.

Een bekend en nog steeds tamelijk betrouwbaar graderingssysteem voor artrose is dat volgens Kellgren en Lawrence (1957).[21] Deze gradering is gebaseerd op de mate van zichtbaarheid van een aantal gewrichtsafwijkingen op de röntgenfoto.

Graad 0: Geen artrose: er zijn geen röntgenologische afwijkingen die wijzen op artrose.
Graad 1: Twijfelachtig: er is sprake van dubieuze vernauwing van de gewrichtsspleet en mogelijk lichte osteofytvorming.
Graad 2: Minimale artrose: de gewrichtsspleet is vernauwd en er is sprake van osteofytvorming.
Graad 3: Matige artrose: er is sprake van meerdere osteofyten; er is duidelijk sprake van een vernauwing van de gewrichtsspleet; er is enige sclerose; mogelijk is sprake van lichte verandering van de botcontouren rond het gewricht.

Figuur 0-11
Deze conventionele röntgenfoto toont artrose van het rechterheupgewricht.

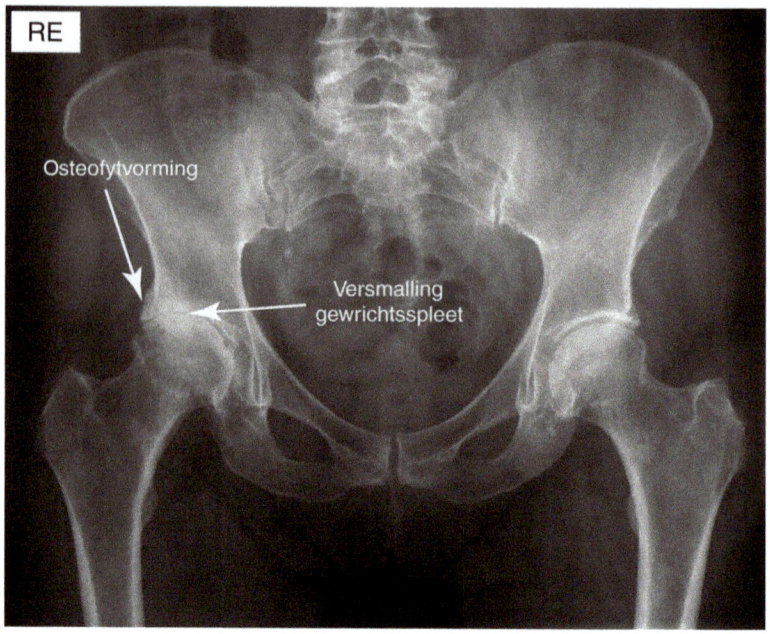

Graad 4: Ernstige artrose: er is sprake van grote osteofyten; de gewrichtsspleet is fors versmald; er bestaat ernstige sclerose en er is sprake van vormverandering van het gewricht.

MRI

MRI is uitstekend in staat om weke delen in beeld te brengen; hiermee wordt dus veel meer in beeld gebracht dan nodig is. Het probleem is dat vaak afwijkingen gevonden worden die asymptomatisch zijn en dus geen verband houden met de gepresenteerde klacht. Gebleken is dat een MRI-opname van een artrotische knie vrijwel niets zegt over de klachten die een patiënt heeft als gevolg van artrose.

Kornaat et al. (2006)[22] onderzochten of er verband bestond tussen MRI-opnamen van de *artrotische* knie en de gepresenteerde klacht van de patiënt. Alleen wanneer op de MRI-opname een osteofyt in het patellofemorale compartiment werd gevonden of een forse hydrops (die klinisch overigens ook is vast te stellen) dan was de kans groot dat de patiënt hiervan ook klachten ondervond. Verder bestond er geen relatie tussen MRI en de klinische presentatie van de klacht (als gevolg van artrose) van de patiënt.

Een MRI-scan kan wel zinvol zijn voor het uitsluiten van andere aandoeningen dan artrose. Voorwaarde: de conclusie van de MRI-opname moet overeenkomen met de klinische bevindingen. Kleine afwijkingen op de MRI-opnamen zijn vaak irrelevant; zij worden immers ook regelmatig bij toeval gevonden in volledig asymptomatische knieën.[23]

Ander aanvullend onderzoek

Ander aanvullend onderzoek in de zin van artroscopie, echografie, botscintigrafie, gewrichtspunctie, bloedonderzoek enzovoort wordt alleen gedaan als er vermoeden bestaat dat de door patiënt gepresenteerde klacht verband houdt met een andere aandoening dan artrose.

Heupartrose en voetbal

Voetbal is een sport waarbij de onderste extremiteit zwaar wordt belast. Veel Nederlandse mannen hebben in hun jeugd een aantal jaren gevoetbald. Het vermoeden bestaat dat een deel van deze mannen tijdens hun jeugd een lichte vormafwijking van de heupkop heeft opgelopen. Vooral een vormafwijking als gevolg van een epiphysiolysis capitis femoris wordt genoemd als mogelijke oorzaak van een artrose op latere leeftijd.

> Tijdens de eerste twintig jaar van het leven groeit het nog jeugdige skelet vanuit groeischijven in het bot. Hoge belastingen op deze groeischijven kunnen aanleiding geven tot osteochondrotische aandoeningen, zoals de ziekte van Perthes, de ziekte van Osgood Schlatter, en epiphysiolysis capitis femoris.* In geval van een epiphysiolysis capitis femoris *(figuur 0-7)* verzwakt of scheurt de groeischijf in de femurkop, waarna een deel van de femurkop, de epifyse, afschuift van de rest van het femur. Hoge belastingen op de heupgewrichten bij tieners kunnen dit proces in gang zetten of versnellen. Niet altijd is sprake van een dramatische afschuiving. Dikwijls treedt slechts een lichte vervorming op van de heupkop, wat op de röntgenfoto te zien is als een iets afgeplatte femurkop met een wat verkorte femurhals. Deze – vaak asymptomatische – vormverandering geeft op latere leeftijd aanleiding tot inklemming van het anterieure labrum acetabulare wanneer de heup maximaal wordt gebogen. Dit wordt ook wel 'femoro-acetabulair impingement' genoemd. Frequente inklemming leidt tot beschadiging van het gewrichtskraakbeen van het acetabulum. Het vermoeden bestaat dat de hoge frequentie van heupartrose onder oud-voetballers veroorzaakt wordt door het hiervoor beschreven mechanisme.[24,25]

---

* Uitgebreide informatie over dit onderwerp is te vinden in een eerder verschenen boek van Orthopedische casuïstiek: kinderorthopedie (de kwetsbaarheid van het jeugdige skelet. Koos van Nugteren, Dos Winkel).

Therapie

Medicatie

Paracetamol Paracetamol heeft een gering ontstekingsremmend en pijndempend effect in geval van knie- en heupartrose. Het heeft betrekkelijk weinig bijwerkingen en is gemakkelijk te krijgen.

NSAID's NSAID's zijn duidelijk effectiever,[26] maar hebben meer bijwerkingen. Het wordt dan ook aangeraden eerst paracetamol te gebruiken bij patiënten met heup- en knieartrose en pas NSAID's te gebruiken als paracetamol onvoldoende helpt.[15] Er is geen verschil in effectiviteit tussen de verschillende soorten NSAID's. Wel geeft een hogere dosis meer effect.[15] Aangeraden wordt om deze vorm van medicatie alleen te gebruiken tijdens perioden met veel pijn.

Tramadol Tramadol wordt gerekend tot de opioïden. Tramadol kan nare bijwerkingen hebben en is (minder dan morfine) verslavend. Tramadol kan worden voorgeschreven als NSAID's onvoldoende effect opleveren of niet goed worden verdragen.

Glucosamine Glucosamine is geen medicijn maar een voedingssupplement en heeft niet de bijwerkingen van reguliere medicatie. Recente publicaties hebben geleid tot enige twijfel over de effectiviteit van glucosamine. Vooralsnog wordt aanbevolen glucosamine gedurende enkele maanden te gebruiken en het gebruik ervan te stoppen als geen effect ervan wordt gevoeld.
Dosering: 1500 mg per dag voor een persoon met een lichaamsgewicht van 75 kg.

> In de loop van een halve eeuw zijn honderden publicaties verschenen over de effectiviteit van glucosamine en chondroïtinesulfaat als voedingssupplement bij de behandeling van artrose. De publicaties hadden meestal betrekking op artrose van knie en (minder van) heup. Een meta-analyse van Richy et al. (2003)[27] toonde een lichte tot middelmatig remmende werking van het middel op gewrichtsspleetversmalling. Het gevonden verschil tussen de glucosaminegebruikers en de placebogroepen werd zeer significant genoemd.
>
> Grainger et al. (2004)[28] beschouwen in hun review *paracetamol en NSAID's* als snelle pijnstillers en *glucosamine* als een pijnstiller voor de wat langere termijn bij de behandeling van artrose van de heup en de knie.
>
> Meer recente studies en onderzoeken[30] trekken voorgaande conclusies echter in twijfel. Zo toonde een groot opgezet onderzoek van Clegg et al. (2006)[29] onder 1583 patiënten geen significant effect van glucosamine en chondroïtinesulfaat op de symptomen van knieartrose. Subgroepen van patiënten met *matige* en *ernstige* artrose bleken echter weer *wel* enig pijnstillend effect te ervaren als zij een combinatie van glucosamine en

> chondroïtinesulfaat slikten. Recent vergelijkend onderzoek van Rozendaal et al. (2008)[30] toonde geen enkel effect van glucosaminegebruik op de symptomen van heupartrose.
>
> Concluderend kunnen we stellen dat – als er enig effect bestaat – dit effect vermoedelijk gering is en vooral wordt ervaren door personen met matige tot ernstige artrose.

Corticosteroïdinjecties

Corticosteroïden hebben een sterk ontstekingsremmende eigenschap. In geval van een – pijnlijke – inflammatie van een gewricht (artritis), kan dus resultaat verwacht worden van een intra-articulaire injectie. Onderzoek bij patiënten met knieartrose toont duidelijk een pijndempend effect, dat kan aanhouden tot maximaal een maand na de injectie.[31] Min of meer dezelfde bevindingen worden gevonden bij patiënten met heupartrose: drie intra-articulaire injecties met een interval van twee weken geven een pijndempend effect dat aanhoudt tot circa drie maanden.[32] Een praktisch probleem is echter dat een injectie in het heupgewricht lastiger nauwkeurig is uit te voeren dan in bijvoorbeeld het kniegewricht.

Het ligt voor de hand een corticosteroïdinjectie toe te passen in die gevallen van artrose waarbij sprake is van een opleving van pijn en symptomen van inflammatie, waarbij reguliere medicatie bovendien onvoldoende helpt.

Afvallen

Patiënten met artrose in de onderste extremiteiten krijgen vaak het advies om af te vallen. Gebleken is dat alleen in geval van knieartrose gewichtsreductie leidt tot een duidelijk betere functie van de knie. Opmerkelijk hierbij is dat – in geval van de knie – de combinatie 'afvallen en lichaamsbeweging' betere resultaten geeft dan een van de twee therapeutische maatregelen afzonderlijk.[33]

Met betrekking tot de andere gewrichten van de onderste extremiteit worden geen duidelijke effecten aangetoond van gewichtsverlies.

Oefentherapie

Lange tijd heeft men zich afgevraagd, of een patiënt met artrose het advies moet krijgen om het aangedane gewricht te *belasten* of juist te *ontlasten*. Verschillende organisaties hebben er onderzoek naar gedaan; uit deze onderzoeken blijkt steeds dat lichaamsbeweging beter is dan rust.

> **Artrose: rust of lichaamsbeweging?**
>
> NHG:* adviseer de patiënt oefeningen en een actieve leefstijl; als de patiënt niet genoeg geactiveerd kan worden dan is verwijzing naar een fysiotherapeut zinvol.
> CBO 2007:** oefentherapie wordt aangeraden ter vermindering van pijn en verbetering van functie.
> OARSI*** 2008: Het uitvoeren van diverse soorten oefeningen wordt aangeraden: aerobe, spierversterkende en mobiliserende oefeningen. Eventueel kan worden verwezen naar een fysiotherapeut.

Aanpassen van de leefstijl

Wanneer de patiënt zelf voldoende motivatie heeft om zijn leefstijl aan te passen, dan is therapie niet altijd nodig. Regelmatig bezoek aan een fitnesscentrum, dagelijkse lichaamsbeweging, aangepast aan de mogelijkheden van de patiënt, kunnen voldoende zijn.

Als de belastbaarheid van het aangedane gewricht zeer gering is, kan de patiënt gebruikmaken van hulpmiddelen, zoals een stok of kruk. In geval van heupartrose is dit vaak een uitkomst.

Beweegprogramma's

Een andere mogelijkheid is het volgen van speciale beweegprogramma's voor artrosepatiënten. Beweegprogramma's worden in groepsverband gegeven door een fysiotherapeut, kinesitherapeut of oefentherapeut. Beweegprogramma's zijn gericht op spierversterking, mobilisering, propriocepsis/coördinatie, functionele training, aerobe training en gewichtsverlies. Een probleem kan zijn dat de dosering van het beweegprogramma aangepast moet worden aan de mogelijkheden van iedere individuele deelnemer van de groep. Gebleken is namelijk dat het minder effectief is om iedereen hetzelfde beweegprogramma te geven.

Fysiotherapie / kinesitherapie / oefentherapie

Er bestaan grote individuele verschillen in de ernst, oorzaak en lokalisatie van artrose; de diversiteit van oorzaken vraagt om een individuele benadering van artrosepatiënten. Een fysio-, kinesi- of oefentherapeut kan – anders dan bij deelname aan een beweegprogramma – heel specifiek de oefeningen aanpassen aan de mogelijkheden van de patiënt. Hierbij wordt vooral gelet op de leefstijl van de patiënt en de mogelijkheden die de

---

* NGH = Nederlands Huisartsen Genootschap.
** CBO = Centraal Begeleidings Orgaan. Dit is een Nederlands kwaliteitsinstituut voor de gezondheidszorg.
*** OARSI = Osteoarthritis Research Society International.

patiënt heeft om lichaamsbeweging en oefeningen in de thuissituatie toe te passen.

Veel onderzoek moet nog worden verricht naar de optimale behandeling voor de diverse vormen van artrose. Vooralsnog kan men ervan uitgaan dat – in het algemeen – actief beleid beter is dan passief beleid. Actief beleid of oefentherapie heeft het meeste effect wanneer dit bestaat uit een combinatie van:
- krachttraining;[34,40] deze wisselende mechanische prikkel stimuleert de chondroblast tot het aanmaken van nieuw kraakbeenweefsel.
- duurtraining;[34] deze zorgt voor een relatief langdurige 'stroming' van synovia rond het gewrichtskraakbeen.
- mobiliserende oefeningen;[35] een grotere mobiliteit zorgt ervoor dat er minder vaak eindstandige pijn in het aangedane gewricht optreedt.

Ernstige artrose vindt men meestal bij ouderen; deze kunnen hiervan veel hinder ondervinden tijdens hun dagelijkse bezigheden. Het verdient dan ook de voorkeur om oefenvormen te kiezen die functioneel van karakter zijn en die dus dagelijkse beperkingen voor de patiënt kunnen verminderen.

Operatieve behandeling

Er bestaan talloze operatieve technieken om artrotische gewrichten te behandelen. Men kan hierbij onderscheid maken tussen onder andere:
- behandeling van een lokaal kraakbeenletsel *(zie hoofdstuk 8a)*;
- het operatief herstellen van omringend weefsel, bijvoorbeeld gewrichtsbanden, menisci;
- het verbeteren van standsafwijkingen van een gewricht, bijvoorbeeld door een correctieosteotomie;
- een gewrichtsvervangende operatie door het plaatsen van een endoprothese. Na een gewrichtsvervangende operatie zal de oorspronkelijke functie van het gewricht niet volledig herstellen. Wel kan een aanzienlijke pijnreductie optreden en verbetering van de functie van het gewricht. Een veelbelovende ontwikkeling is de resurfacing techniek waarbij alleen het kraakbeenoppervlak van kop en kom wordt vervangen. De rest van het gewricht blijft daarbij gespaard.*
- het volledig vastzetten van een gewricht (artrodese). Hiermee verliest het gewricht zijn functie; bij deze methode kan de pijn volledig verdwijnen.

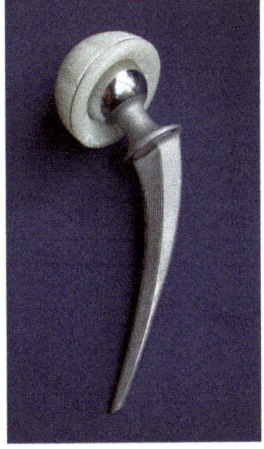

Figuur 0-12
Een endoprothese van het gehele heupgewricht (total hip prothese).

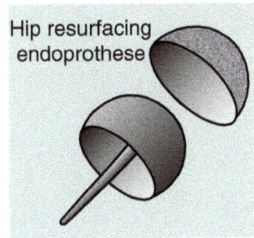

Figuur 0-13
Een veelbelovende ontwikkeling is de resurfacing techniek waarbij alleen het oppervlak van kop en kom worden vervangen.

---

* Voor een uitgebreide beschrijving hiervan zie Orthopedische casuïstiek H 62A: addendum: 'Birmingham Hip Resurfacing' (BHR-)prothese of McMinn-prothese (Jan van Melkenbeek).

Preventie van artrose

Preventieve maatregelen kunnen zinvol zijn bij personen die een relatief hoog risico lopen op het krijgen van artrose. Te denken valt aan gewichtsverlies, voldoende lichaamsbeweging, deelname aan fitness, vermijden van extreme belastingen, en verandering van type sport.

Figuur 0-14
Preventieve maatregelen kunnen zinvol zijn bij personen die een relatief hoog risico lopen op het krijgen van artrose. Met kan hierbij onder andere denken aan voldoende lichaamsbeweging zonder dat sprake is van extreme belastingen. Getoond wordt een 80-jarige beoefenaar van de wandelsport tijdens de Nijmeegse vierdaagse.

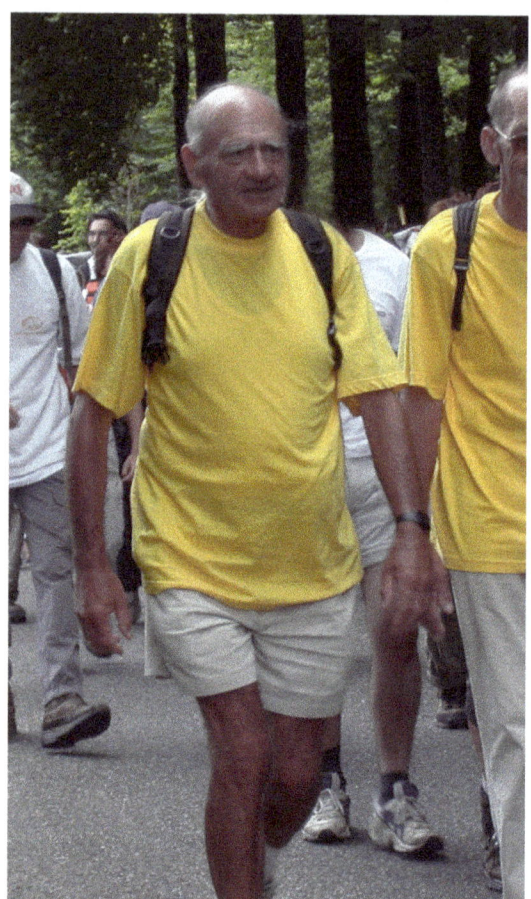

Risicogroepen:
– Personen die in het verleden een knietrauma hebben gehad lopen verhoogd risico op knieartrose, vooral wanneer in het verleden een meniscectomie heeft plaatsgevonden.
– Personen met overgewicht lopen verhoogd risico op artrose van de knie.[36,37,38] Overgewicht blijkt in veel mindere mate medeoorzaak te zijn van heupartrose.[39]
– Personen met verminderde spierkracht.[40]

- Personen met standsafwijkingen van het kniegewricht (O-benen, malalignment e.d.) ontwikkelen sneller knieartrose, vooral wanneer ook sprake is van een hoog lichaamsgewicht.[41]
- Personen die al artrose in andere gewrichten hebben. Zo heeft iemand met artrose van de handen een verhoogd risico op het krijgen van knie- en heupartrose.[42]
- Personen met een reumatische aandoening die regelmatig te maken hebben met artritiden.

Literatuur

1. Saase JL van, Romunde LK van, Cats A, Vandenbroucke JP, Valkenburg HA. Epidemiology of osteoarthritis: Zoetermeer survey. Comparison of radiological osteoarthritis in a Dutch population with that in 10 other populations. Ann Rheum Dis 1989 Apr;48(4):271-80.
2. Odding E, Valkenburg HA, Algra D, Vandenouweland FA, Grobbee DE, Hofman A. Associations of radiological osteoarthritis of the hip and knee with locomotor disability in the Rotterdam Study. Ann Rheum Dis 1998 Apr; 57(4):203-8.
3. Berg F van den. Toegepaste fysiologie: bindweefsel van het bewegingsapparaat. Utrecht: Lemma BV, 2000:79-94.
4. Brandt KD. Response of joint structures to inactivity and to reloading after immobilization. Arthritis Rheum 2003 Apr 15;49(2):267-71.
5. Verbruggen G, Cornelissen M, Almqvist KF, Wang L, Elewaut D, Broddelez C, Ridder L de, Veys EM. Influence of aging on the synthesis and morphology of the aggrecans synthesized by differentiated human articular chondrocytes. Osteoarthritis Cartilage 2000 May;8(3):170-9.
6. Englund M, Niu J, Guermazi A, Roemer FW, Hunter DJ, Lynch JA, Lewis CE, Torner J, Nevitt MC, Zhang YQ, Felson DT. Effect of meniscal damage on the development of frequent knee pain, aching, or stiffness. Arthritis Rheum 2007 Dec;56(12):4048-54.
7. Felson DT, Lawrence RC, Hochberg MC, McAlindon T, Dieppe PA, Minor MA, Blair SN, Berman BM, Fries JF, Weinberger M, Lorig KR, Jacobs JJ, Goldberg V. Osteoarthritis: new insights. Part 2: treatment approaches. Ann Intern Med 2000 Nov 7;133(9):726-37.
8. Bierma-Zeinstra SM, Koes BW. Risk factors and prognostic factors of hip and knee osteoarthritis. Nat Clin Pract Rheumatol 2007 Feb;3(2):78-85.
9. Felson DT, Lawrence RC, Dieppe PA, Hirsch R, Helmick CG, Jordan JM, Kington RS, Lane NE, Nevitt MC, Zhang Y, Sowers M, McAlindon T, Spector TD, Poole AR, Yanovski SZ, Ateshian G, Sharma L, Buckwalter JA, Brandt KD, Fries JF. Osteoarthritis: new insights. Part 1: the disease and its risk factors. Ann Intern Med 2000 Oct 17;133(8):635-46.
10. Harvey WF, Niu J, Zhang Y, McCree PI, Felson DT, Nevitt MC, Xu L, Aliabadi P, Hunter DJ. Knee alignment differences between Chinese and Caucasian subjects without osteoarthritis. Ann Rheum Dis 2008 Jan 29.
11. Spector TD, MacGregor AJ. Risk factors for osteoarthritis: genetics. Osteoarthritis Cartilage 2004;12 Suppl A:S39-44.

12 Kraus VB, Jordan JM, Doherty M, Wilson AG, Moskowitz R, Hochberg M, Loeser R, Hooper M, Renner JB, Crane MM, Hastie P, Sundseth S, Atif U. The Genetics of Generalized Osteoarthritis (GOGO) study: study design and evaluation of osteoarthritis phenotypes. Osteoarthritis Cartilage 2007 Feb; 15(2):120-7.
13 Irlenbusch U, Schäller T. Investigations in generalized osteoarthritis. Part 1: genetic study of Heberden's nodes. Osteoarthritis Cartilage 2006 May;14(5): 423-7.
14 Kellgren JH, Lawrence JS, Bier F. Genetic factors in generalized osteoarthrosis. Ann Rheum Dis 1963 Jul;22:237-55.
15 Richtlijn 'Diagnostiek en behandeling van heup- en knieartrose. Nederlandse Orthopaedische Vereniging. Met ondersteuning van het Kwaliteitsinstituut voor de Gezondheidszorg CBO, 2007.
16 Fritz JM, Delitto A, Erhard RE, Roman M. An examination of the selective tissue tension scheme, with evidence for the concept of a capsular pattern of the knee. Phys Ther 1998 Oct;78(10):1046-56; discussion 1057-61. Erratum in: Phys Ther 1998 Dec;78(12):1339.
17 Pellecchia GL, Paolino J, Connell J. Intertester reliability of the cyriax evaluation in assessing patients with shoulder pain. J Orthop Sports Phys Ther 1996 Jan;23(1):34-8.
18 Klässbo M, Harms-Ringdahl K, Larsson G. Examination of passive ROM and capsular patterns in the hip. Physiother Res Int 2003;8(1):1-12.
19 Bijl D, Dekker J, Baar ME van, Oostendorp RA, Lemmens AM, Bijlsma JW, Voorn TB. Validity of Cyriax's concept capsular pattern for the diagnosis of osteoarthritis of hip and/or knee. Scand J Rheumatol 1998;27(5):347-51.
20 Odding E, Valkenburg HA, Algra D, Vandenouweland FA, Grobbee DE, Hofman A. Associations of radiological osteoarthritis of the hip and knee with locomotor disability in the Rotterdam Study. Ann Rheum Dis 1998 Apr; 57(4):203-8.
21 Kellgren JH, Lawrence JS. Radiological assessment of osteo-arthrosis. Ann Rheum Dis 1957 Dec;16(4):494-502.
22 Kornaat PR, Bloem JL, Ceulemans RY, Riyazi N, Rosendaal FR, Nelissen RG, Carter WO, Hellio Le Graverand MP, Kloppenburg M. Osteoarthritis of the knee: association between clinical features and MR imaging findings. Radiology 2006 Jun;239(3):811-7.
23 Zanetti M, Pfirrmann CW. [Pitfalls in magnetic resonance imaging of the knee] Radiologe 2006 Jan;46(1):71-7.
24 Heijden R van der, Heijboer MP, Waarsing JH, Weinans H. De relatie tussen artrose en de vorm van het proximale femur bij oud profvoetballers. Rotterdam: afdeling Orthopedie en orthopedisch research laboratorium van het Erasmus MC Rotterdam.
25 Bredella MA, Stoller DW. MR imaging of femoroacetabular impingement. Magn Reson Imaging Clin N Am 2005 Nov;13(4):653-64.
26 Towheed TE, Maxwell L, Judd MG, Catton M, Hochberg MC, Wells G. Acetaminophen for osteoarthritis. Cochrane Database Syst Rev 2006 Jan 25; (1):CD004257.
27 Richy F, Bruyere O, Ethgen O, Cucherat M, Henrotin Y, Reginster JY. Structural and symptomatic efficacy of glucosamine and chondroitin in knee

osteoarthritis: a comprehensive meta-analysis. Arch Intern Med 2003 Jul 14; 163(13):1514-22.
28 Grainger R, Cicuttini FM. Medical management of osteoarthritis of the knee and hip joints. Med J Aust 2004 Mar 1;180(5):232-6.
29 Clegg DO, Reda DJ, Harris CL, Klein MA, O'Dell JR, Hooper MM, Bradley JD, Bingham CO 3rd, Weisman MH, Jackson CG, Lane NE, Cush JJ, Moreland LW, Schumacher HR Jr, Oddis CV, Wolfe F, Molitor JA, Yocum DE, Schnitzer TJ, Furst DE, Sawitzke AD, Shi H, Brandt KD, Moskowitz RW, Williams HJ. Glucosamine, chondroitin sulfate, and the two in combination for painful knee osteoarthritis. N Engl J Med 2006 Feb 23;354(8):795-808.
30 Rozendaal RM, Koes BW, Osch GJ van, Uitterlinden EJ, Garling EH, Willemsen SP, Ginai AZ, Verhaar JA, Weinans H, Bierma-Zeinstra SM. Effect of glucosamine sulfate on hip osteoarthritis: a randomized trial. Ann Intern Med 2008 Feb 19;148(4):268-77.
31 Bellamy N, Campbell J, Robinson V, Gee T, Bourne R, Wells G. Intraarticular corticosteroid for treatment of osteoarthritis of the knee. Cochrane Database Syst Rev 2006 Apr 19;(2):CD005328.
32 Qvistgaard E, Christensen R, Torp-Pedersen S, Bliddal H. Intra-articular treatment of hip osteoarthritis: a randomized trial of hyaluronic acid, corticosteroid, and isotonic saline. Osteoarthritis Cartilage 2006 Feb;14(2):163-70.
33 Messier SP, Loeser RF, Miller GD, Morgan TM, Rejeski WJ, Sevick MA, Ettinger WH Jr, Pahor M, Williamson JD. Exercise and dietary weight loss in overweight and obese older adults with knee osteoarthritis: the Arthritis, Diet, and Activity Promotion Trial. Arthritis Rheum 2004 May;50(5):1501-10.
34 Roddy E, Zhang W, Doherty M, Arden NK, Barlow J, Birrell F, Carr A, Chakravarty K, Dickson J, Hay E, Hosie G, Hurley M, Jordan KM, McCarthy C, McMurdo M, Mockett S, O'Reilly S, Peat G, Pendleton A, Richards S. Evidence-based recommendations for the role of exercise in the management of osteoarthritis of the hip or knee – the MOVE consensus. Rheumatology (Oxford) 2005 Jan;44(1):67-73.
35 Bashaw RT, Tingstad EM. Rehabilitation of the osteoarthritic patient: focus on the knee. Clin Sports Med 2005 Jan;24(1):101-31.
36 Reijman M, Pols HA, Bergink AP, Hazes JM, Belo JN, Lievense AM, Bierma-Zeinstra SM. Body mass index associated with onset and progression of osteoarthritis of the knee but not of the hip: the Rotterdam Study. Ann Rheum Dis 2007 Feb;66(2):158-62.
37 Manek NJ, Hart D, Spector TD, MacGregor AJ. The association of body mass index and osteoarthritis of the knee joint: an examination of genetic and environmental influences. Arthritis Rheum 2003 Apr;48(4):1024-9.
38 Brouwer GM, Tol AW van, Bergink AP, Belo JN, Bernsen RM, Reijman M, Pols HA, Bierma-Zeinstra SM. Association between valgus and varus alignment and the development and progression of radiographic osteoarthritis of the knee. Arthritis Rheum 2007 Apr;56(4):1204-11.
39 Lohmander LS, Gerhardsson M, Rollof J, Nilsson PM, Engström G. Incidence of severe knee and hip osteoarthritis in relation to different measures of body mass. A population-based prospective cohort study. Ann Rheum Dis 2008 May 8

40 Rao JK, Hootman JM. Prevention research and rheumatic disease. Curr Opin Rheumatol 2004 Mar;16(2):119-24.
41 Brouwer GM, Tol AW van, Bergink AP, Belo JN, Bernsen RM, Reijman M, Pols HA. Association between valgus and varus alignment and the development and progression of radiographic osteoarthritis of the knee. Arthritis Rheum 2007 Apr;56(4):1204-11.
42 Dahaghin S, Bierma-Zeinstra SM, Reijman M, Pols HA, Hazes JM, Koes BW. Does hand osteoarthritis predict future hip or knee osteoarthritis? Arthritis Rheum 2005 Nov;52(11):3520-7.

1 Een 14-jarige scholier met een pijnlijk gezwollen vinger nadat deze op een ongelukkige manier geraakt was door een basketbal

Koos van Nugteren

Tijdens de gymles raakte een basketbal op een ongelukkige manier de middelvinger van een 14-jarige jongen. Hoe het exact gebeurde wist hij niet meer, maar wel was duidelijk dat het proximale interfalangeale gewricht hierbij extreem in flexie werd geforceerd. Direct koelde hij de vinger onder de koude kraan en ging daarna verder met de gymles. In de loop van enkele uren ontstond een pijnlijke zwelling van het proximale interfalangeale gewricht.

Diezelfde dag nog ging hij naar de fysiotherapeut.

Status praesens

– Pijn in de middelvinger, vooral ter hoogte van het proximale interfalangeale gewricht.
– Patiënt heeft moeite de vinger te bewegen vanwege de pijn.

Inspectie en algemene palpatie

– Een spoelvormige zwelling is zichtbaar ter hoogte van het proximale interfalangeale III-gewricht.
– De aangedane vinger is warmer dan de vinger aan de heterolaterale zijde.

Functieonderzoek

– Forse pijnlijke beperking van de flexie van het proximale interfalangeale III-gewricht.
– Lichte maar pijnlijke beperking van de extensie.
– Er is geen sprake van asdrukpijn.

Figuur 1-1
Zwelling ter hoogte van het proximale interfalangeale III-gewricht.

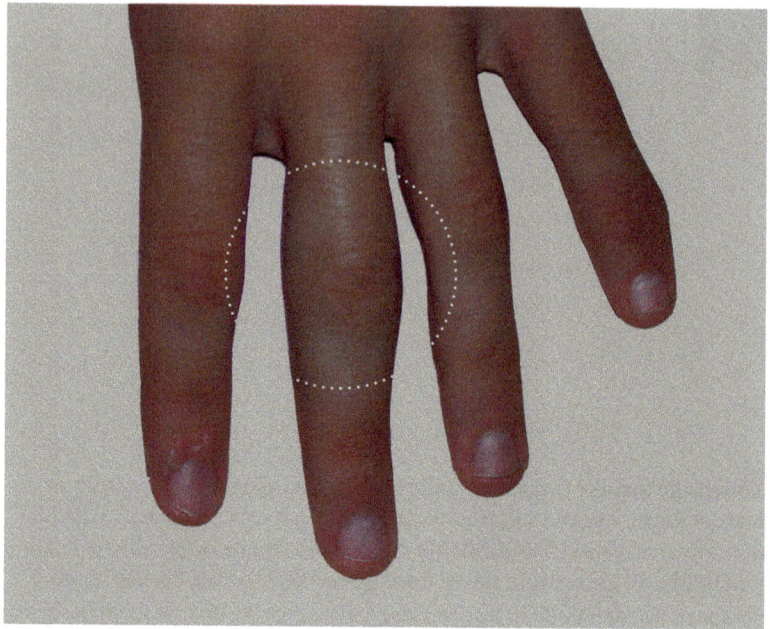

Specifieke palpatie

Er bestaat drukpijn rondom het aangedane gewricht.

Interpretatie Er heeft een 'distorsie' plaatsgevonden van het proximale interfalangeale III-gewricht, die een irritatie van het gewrichtskapsel en de omliggende ligamenten heeft veroorzaakt. De symptomatologie die beschreven wordt is die van een klassieke traumatische artritis. Scheuring van banden heeft vermoedelijk niet plaatsgevonden, aangezien er geen hematoom waarneembaar is. Het maken van een röntgenfoto is niet nodig aangezien het gepresenteerde beeld een bekend patroon betreft en er geen asdrukpijn bestaat.

Of er kraakbeenbeschadiging heeft plaatsgevonden, is moeilijk te beoordelen. Als het kraakbeen intact gebleven is dan is spoedig herstel te verwachten.

Diagnose

Traumatische artritis van het proximale interfalangeale III-gewricht

Therapie

Gedoseerde rust. Patiënt moet risicovolle sporten, zoals basketbal en volleybal, even vermijden. Verder kan patiënt de vinger bewegen voor zover de pijn dit toelaat. Herstel zal vanzelf plaatsvinden. Spalken is niet verstandig, aangezien dit het genezingsproces, vooral met betrekking tot de mobiliteit, vertraagt.

Follow-up

Al na drie dagen is de patiënt bij zijn gewone dagelijkse bezigheden klachtenvrij. Bij passief bewegingsonderzoek van de vinger is alleen de flexie nog circa 15 graden pijnlijk beperkt. Twee weken later is ook deze bewegingsbeperking verdwenen.

Bespreking

Deze casus toont een traumatische artritis door een eenmalig trauma waarbij geen of nauwelijks sprake was van letsels van omringende structuren. Wanneer klachten na een traumatische artritis lang aanhouden (langer dan een week), kan gemakkelijk sprake zijn van bijkomend letsel, zoals een ligamentscheur, kraakbeenletsel of – in geval van de knie – van meniscusletsel. Goed klinisch onderzoek naar bijkomend letsel is het best mogelijk wanneer de zwelling als gevolg van de artritis (vrijwel) is verdwenen.

2 Een jonge wielrenner met anteromediale kniepijn*

Dos Winkel

Een jonge, zeer getalenteerde 16-jarige wielrenner klaagde sinds zes weken over anteromediale pijn aan de rechterknie. De pijn ontstond tijdens een zware berg(op)training. Aanvankelijk was er ook een pijnlijke klik en de knie zwol licht op. De pijn werd zo hevig dat hij moest stoppen en de route in de volgwagen moest voortzetten. In de daaropvolgende dagen verminderde de pijn geleidelijk. Drie dagen na de fietstraining was de pijn volledig verdwenen. Bij het hervatten van de training kwam de pijn echter na twintig minuten fietsen weer terug.

Status praesens

Patiënt heeft anteromediale kniepijn als hij bergop fietst of fietst met tegenwind. Langdurig zitten met de knieën gebogen provoceert na verloop van tijd lichte kniepijn op dezelfde plaats. Inmiddels is ook, maar in geringe mate, pijn op dezelfde plaats aan de linkerknie ontstaan.

Inspectie

Geen bijzonderheden. Goed ontwikkelde musculatuur; geen zwelling.

Palpatie

Normale huidtemperatuur; geen (mini)hydrops (meer).

Functieonderzoek

– Gewrichtsonderzoek: pijnlijke passieve exorotatie.
– Stabiliteitsonderzoek: negatief.

---

* Deze casus is een bewerking van casus K3 uit Orthopedische casuïstiek (1991).

– Meniscusonderzoek: negatief.

Interpretatie De anamnese is in dit geval uitermate belangrijk. Gezien de leeftijd van de patiënt, is een tendinosis onwaarschijnlijk, te meer daar er een lichte hydrops was, wat op gewrichtspathologie wijst. Omdat de pijn duidelijk anteromediaal gelokaliseerd is en het meniscusonderzoek negatief is, moeten we hier denken aan een letsel van de plica mediopatellaris; deze kapselplooi kan geïrriteerd worden door beknelling tussen de patella en de mediale femurcondyl tijdens herhaalde flexie-extensiebeweging van de knie of door langdurig zitten met gebogen knieën.

Palpatie

Een streng is voelbaar, juist mediaal van de kniepees en de apex patellae. De meest drukpijnlijke plaats is circa 1 cm proximaal van het niveau van de apex patellae.

Patellofemoraal onderzoek

– Pijnlijke klik tijdens verschuiven van de patella naar mediaal; en
– plicatest is positief.

> De plica mediopatellaris is een restant van het septum dat de knie in de embryologische fase in een linker- en een rechterhelft (kamer) verdeelt. Dit septum verdwijnt en het residu (de plica) verplaatst zich na de geboorte naar mediaal. Eén op de drie à vier personen heeft een mediopatellaire plica. Deze kan aanzienlijk verschillen in grootte en dikte *(figuur 2-1)*.
> De plica verloopt van het vetlichaam van Hoffa, via het mediale aspect van de patella – vaak zelfs tussen de patella en de mediale femurcondyl – naar het proximale kapsel. Bij sporters kan in sommige gevallen irritatie en inflammatie van deze plica ontstaan. De plica zwelt op en tijdens flexie-extensie van de knie ontstaat een pijnlijk klikken, wanneer de patella over de plica glijdt. Men kan dit beschouwen als een patellofemoraal impingement van de plica.

Test voor de plica mediopatellaris (MPP-test):[1,2]
De patiënt ligt op de rug met de benen gestrekt *(figuur 2-3 A en B)*. De onderzoeker drukt met de duim op het inferomediale deel van het patellofemorale gewricht; hierbij wordt de pijnlijke streng (de plica) naar proximolateraal geduwd, zodat de plica tussen de patella en de mediale femurcondyl terechtkomt. Terwijl deze druk wordt gehandhaafd, buigt de onderzoeker de knie van de patiënt tot 90°. De test is positief als de pijn duidelijk vermindert of verdwijnt als de knie 90° gebogen is. Soms ontstaat hierbij ook het pijnlijke klikken van de knie.

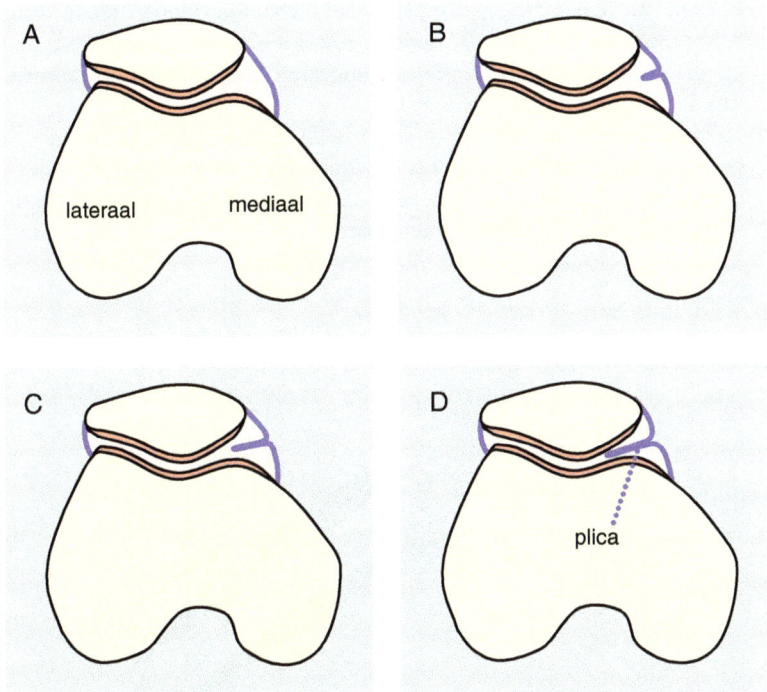

Figuur 2-1
Eén op de drie à vier personen heeft een mediopatellaire plica. Deze kan aanzienlijk verschillen in grootte en dikte. Figuur D toont de grootste plica en hoe deze kan worden ingeklemd tussen de patella en de mediale femurcondyl (naar Dupont, 1997).

Tijdens de test gebeurt het volgende:[1]
- Als de knie gestrekt is, wordt de plica manueel tussen de patella en de mediale femurcondyl 'geduwd'.
- Bij circa 30° flexie raakt de plica beklemd tussen de patella en de mediale femurcondyl.
- Bij circa 60° flexie begint de plica terug te glijden naar mediaal.
- Bij circa 90° glijdt de plica weg van het patellofemorale gewricht – ondanks de manuele druk – en komt weer in de normale mediale positie.

De sensitiviteit en specificiteit van deze test zijn beide bijna 90%.[2]

Diagnose

Mediopatellair plicasyndroom

Therapie

- Gedurende een week wordt relatieve rust gehouden; tijdens deze periode mogen geen klachten worden geprovoceerd.
- Daarna de training hervatten en zeer geleidelijk opbouwen.

- Rekken van de hamstrings; dit geldt vooral voor (hard)lopers die te korte hamstrings hebben. Een hardloper met korte hamstrings moet zijn m. quadriceps krachtiger contraheren, aangezien korte hamstrings extensie van de knie afremmen (figuur 2-2).
- Zo mogelijk: de oorzaak van de irritatie blijvend wegnemen. In het geval van deze wielrenner wordt een ander type toeclip op de fiets gemonteerd, in de hoop dat hierdoor de irritatie van het gewrichtskapsel in de knie zal verminderen tijdens fietsen.

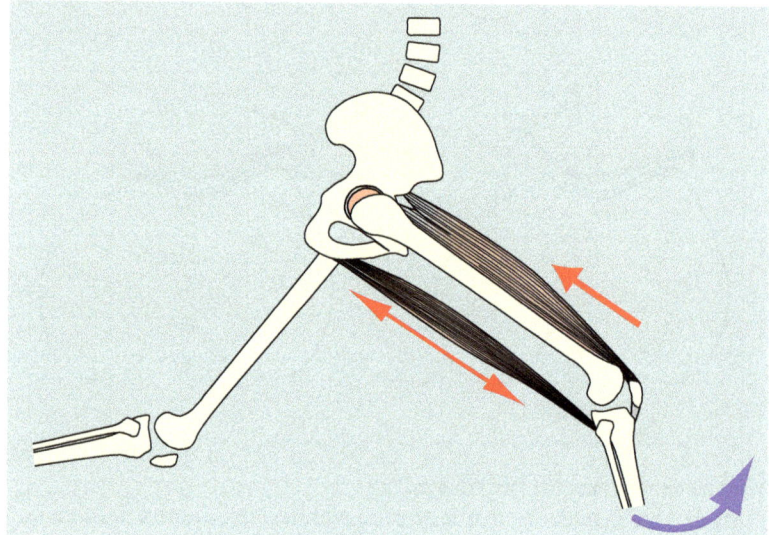

Figuur 2-2
Een hardloper met korte hamstrings moet zijn m. quadriceps krachtiger contraheren, aangezien korte hamstrings extensie van de knie afremmen.

Bespreking

Een plica is een plooi in het gewrichtskapsel. De knie bevat verschillende kapselplooien teneinde een volledige flexie-extensiebeweging te kunnen maken zonder dat het kapsel onder spanning komt te staan. De grootte van de plooien kan individueel verschillen, en sommige personen hebben niet-functionele grote kapselplooien, die beschouwd worden als een anatomische variatie. Bij deze personen raakt een kapselplooi relatief snel geïrriteerd. Meestal betreft het de plica mediopatellaris. Deze kan worden geïrriteerd door frequente flexie-extensiebewegingen, zoals bij wielrennen of door langdurig zitten met een gebogen been. De plica wordt dan ingeklemd tussen de patella en de mediale femurcondyl. Mechanische irritatie van de plica kan gemakkelijk lokale inflammatie van het gewrichtskapsel (artritis) veroorzaken.[3] Deze inflammatie kan leiden tot verhoging van de aanmaak van synovia (hydrops) en zwelling van het kapsel. Zwelling van het kapsel verhoogt vervolgens weer het risico op patellofemoraal impingement; de aandoening heeft dus de eigenschap zichzelf te versterken. Men vermoedt dat er bij één op de tien personen met een mediale plica een plicasyndroom ontstaat.[4]

Conservatieve therapie bestaat uit het zoveel mogelijk achterwege laten van provocerende bewegingen en houdingen. Het kapsel zal hierdoor tot rust komen, de zwelling verdwijnt en de mate van pijn zal verminderen. NSAID's kunnen helpen de inflammatie van het kapsel te remmen. Iets ingrijpender is een intra-articulaire injectie met corticosteroïden. Wanneer er – in geval van een chronisch plicasyndroom – littekenvorming in het kapsel is opgetreden, wordt conservatieve behandeling lastig; vaak is dan artroscopische resectie van de plica nodig.

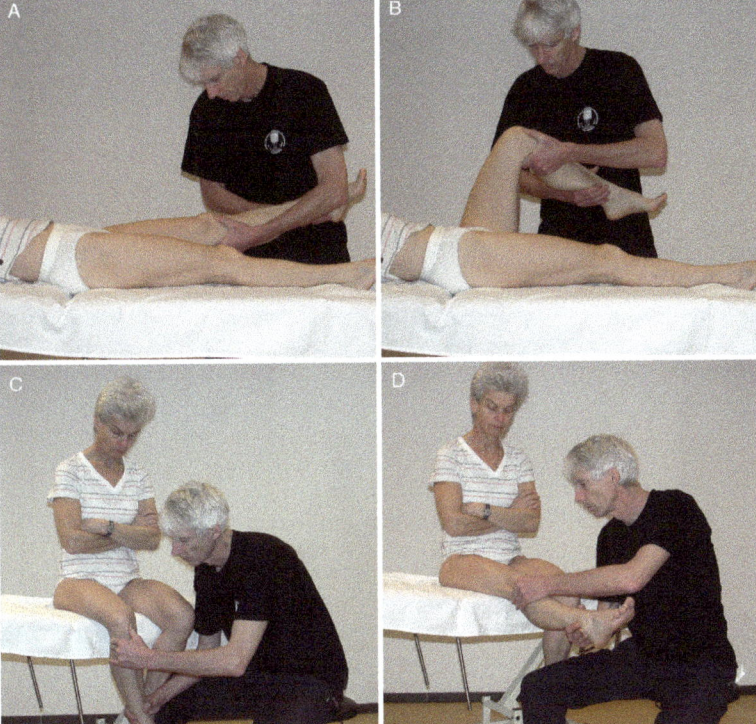

Figuur 2-3
Test voor de plica mediopatellaris. A en B: uitvoering in lig.;[1] C en D: alternatieve uitvoering in zit.

De onderzoeker drukt met de duim op het inferomediale deel van het patellofemorale gewricht; hierbij wordt de pijnlijke streng (de plica) naar proximolateraal geduwd, zodat de plica tussen de patella en de mediale femurcondyl terechtkomt. Terwijl deze druk wordt gehandhaafd, buigt de onderzoeker de knie van de patiënt tot 90°. De test is positief, als de pijn duidelijk vermindert of verdwijnt als de knie 90° gebogen is.

Literatuur

1 Kim SJ, Jeong JH, Cheon YM, Ryu SW. MPP test in the diagnosis of medial patellar plica syndrome. Arthroscopy 2004 Dec;20(10):1101-3.
2 Kim SJ, Lee DH, Kim TE. The relationship between the MPP test and arthroscopically found medial patellar plica pathology. Arthroscopy 2007 Dec;23(12):1303-8.
3 Pessler F, Dai L, Diaz-Torne C, Gomez-Vaquero C, Paessler ME, Zheng DH, Einhorn E, Range U, Scanzello C, Schumacher HR. The synovitis of 'non-inflammatory' orthopaedic arthropathies: a quantitative histological and immunohistochemical analysis. Ann Rheum Dis 2008 Aug;67(8):1184-7.
4 Dupont JY. Synovial plicae of the knee. Controversies and review. Clin Sports Med 1997 Jan;16(1):87-122.

2a Addendum: artritis

Koos van Nugteren

Artritis (ofwel capsulitis) is een inflammatie van een gewricht; het gewrichtskapsel is aangedaan en vertoont de kenmerken van ontsteking: pijn, zwelling, roodheid en warmte. Er bestaan honderden oorzaken voor een gewrichtsontsteking. Vele zijn zeldzaam en moeilijk te diagnosticeren door een regulier arts of paramedicus. Een reumatoloog is de aangewezen persoon om te differentiëren tussen al deze aandoeningen. Soms blijft de diagnose onbekend.

We bespreken enkele veelvoorkomende oorzaken van een artritis.

Trauma of chronische irritatie

Een traumatische artritis wordt veroorzaakt door een acuut trauma of door chronische irritatie: het gevolg is een inflammatie van het kapsel. De inflammatie kan ontstaan door direct letsel van het kapsel zelf of – meer indirect – door beschadiging van ander weefsel binnen het gewricht. Wanneer – bijvoorbeeld als gevolg van een letsel – losse partikeltjes in het gewricht ontstaan, kunnen deze in contact komen met het gewrichtskapsel; een capsulitis is dan het gevolg. De patiëntencasus uit hoofdstuk 1 is een voorbeeld van een echte *traumatische* artritis. In bijzondere gevallen kan chronische mechanische irritatie van het gewrichtskapsel ontstaan doordat een kapselplooi wordt ingeklemd tussen twee gewrichtsvlakken; dit heet een plicasyndroom; ook hierbij kan gemakkelijk een lichte tot matige capsulitis ontstaan.[1] Voorgaande patiëntencasus is hiervan een voorbeeld.

Chronische irritatie van het gewrichtskapsel kan ook optreden door artrose. Door artrose ontstane loose body's, vormveranderingen van een gewricht, osteofyten, overbelasting van kapselbanden en dergelijke kunnen alle leiden tot chronische irritatie van het gewrichtskapsel met als gevolg: een 'traumatische' artritis.

Auto-immuunziekte

Bij een auto-immuunziekte richt het afweersysteem zich op lichaamseigen weefsel. De meest bekende auto-immuunziekte waarbij het gewricht is aangedaan, is reumatische artritis. Hierbij richt het afweersysteem zich spontaan op lichaamseigen synoviaal weefsel, zoals gewrichtskapsel, slijmbeurzen en peesscheden. Het gevolg is een capsulitis al of niet in combinatie met een bursitis en/of een tenosynovitis. Aangezien frequente artritiden slecht zijn voor een gewricht, is het verstandig om de ontsteking medicamenteus te remmen. Hiervoor worden in eerste instantie NSAID's voorgeschreven. In ernstiger gevallen kan de keuze vallen op methotrexaat (MTX) of corticosteroïden* zoals prednison. Deze medicijnen werken alle ontstekingsremmend. Omdat zij invloed hebben op allerlei inflammatoire processen in het lichaam, zijn er ook veel algemene bijwerkingen van deze medicijnen. Meer recent wordt gebruikgemaakt van medicatie waarbij heel specifiek een bepaald deel van het afweersysteem wordt behandeld, zodat alleen de reumatische inflammatie wordt gedempt; dit zijn de TNFα-blokkers.** Iedere reumatische aandoening kent zijn eigen (medicamenteuze) behandeling.

Een auto-immuunaandoening treft vaak verschillende typen weefsel, zoals darmen, huid, gewrichtskapsel, slijmvliezen, conjunctiva.*** In sommige gevallen zijn ook hart en longen bij het ziekteproces betrokken. Omdat sprake is van ontstekingen, zijn ook symptomen als koorts en een gevoel van malaise mogelijk.

Enkele voorbeelden van auto-immuunziekten waarbij (onder andere) artritiden voorkomen:
– reumatoïde artritis: chronische ontstekingen van het gewrichtskapsel;
– ziekte van Bechterew:† chronische ontstekingen van achtereenvolgens de SI-gewrichten, wervelgewrichten en perifere gewrichten. De aandoening leidt tot ernstige artrose en bewegingsbeperkingen in de aangedane gewrichten;
– ziekte van Reiter:‡ de combinatie: urethritis, conjunctivitis en artritis door auto-immuunprocessen;
– lupus erythematosus disseminatus: chronische ontstekingachtige aandoening van huid en ingewanden;
– psoriasis: chronische huidaandoening;

---

* *Meer informatie hierover staat in een eerder gepubliceerde patiëntencasus uit Orthopedische casuïstiek: casus EV 79A (2002).*
** *Meer informatie hierover staat in een eerder gepubliceerde patiëntencasus uit Orthopedische casuïstiek: casus T 14a.*
*** *Bindvlies dat het oogwit en de binnenzijde van de oogleden oppervlakkig bedekt.*
† *W.M. von Bechterew (1857-1927): neuroloog te St. Petersburg.*
‡ *H.C. Reiter (1881-1969): hygiënist te Berlijn.*

- ziekte van Sjögren:* chronische ontsteking van de slijmvliezen van onder andere mond en ogen;
- ziekte van Crohn:** chronische ontsteking van het laatste stuk dunne darm;
- colitis ulcerosa: chronische dikkedarmontsteking;
- polymyalgia rheumatica: beeld van artritis en arteriitis;*** vaak is sprake van een arteriitis temporalis, die blindheid kan veroorzaken. De exacte oorzaak van deze aandoening is overigens niet helemaal duidelijk.

Jicht

Jicht is een kristalartropathie waarbij sprake is van een hoog urinezuurgehalte in het bloed. Als urinezuurkristallen in een gewricht neerslaan, kan acuut een felle artritis optreden. Wanneer grote gewrichten zijn aangedaan, kan men ook koorts krijgen.

Chondrocalcinose

Chondrocalcinose is evenals jicht een kristalartropathie. In het geval van chondrocalcinose is er neerslag van kristallen van calciumpyrofosfaat. In tegenstelling tot jicht worden vooral de grote gewrichten aangetast. Soms zijn echter kleinere gewrichten zoals handen en polsen aangedaan. Net als bij jicht kunnen aanvallen optreden van artritis. Men noemt het daarom ook wel pseudojicht.

De aandoening is zichtbaar op conventionele röntgenopnamen; deze laten verkalking zien van hyalien kraakbeen en – in geval van het kniegewricht – van de menisci (Figuur 2a-1).

Ziekte van Lyme

De ziekte van Lyme wordt veroorzaakt door een spirocheet (een spiraalvormige bacterie): de meest bekende is *Borrelia Burgdorferi*. De spirocheet wordt overgebracht door tekenbeten. Het eerste symptoom is meestal een zich uitbreidende – ringvormige – rode huiduitslag (erythema migrans). Deze huiduitslag wordt echter niet altijd opgemerkt door de patiënt.

De eerste ernstige symptomen van de ziekte van Lyme zijn artritiden. Wanneer onverklaarde artritiden voorkomen bij iemand die regelmatig in het bos komt, moet men rekening houden met de ziekte van Lyme, zeker als ook sprake is van onverklaarde neurologische symptomen.

---

* H.S.C. Sjögren (1899-1986): Zweedse oogarts.
** B.B. Crohn (1884-1983): arts te New York.
*** Arteriitis = ontsteking van de slagaderwand.

Figuur 2a-1
Deze conventionele röntgenfoto toont tibiofemorale chondrocalcinose van het kniegewricht. Calciumpyrofosfaatkristallen zijn neergeslagen op de beide menisci.

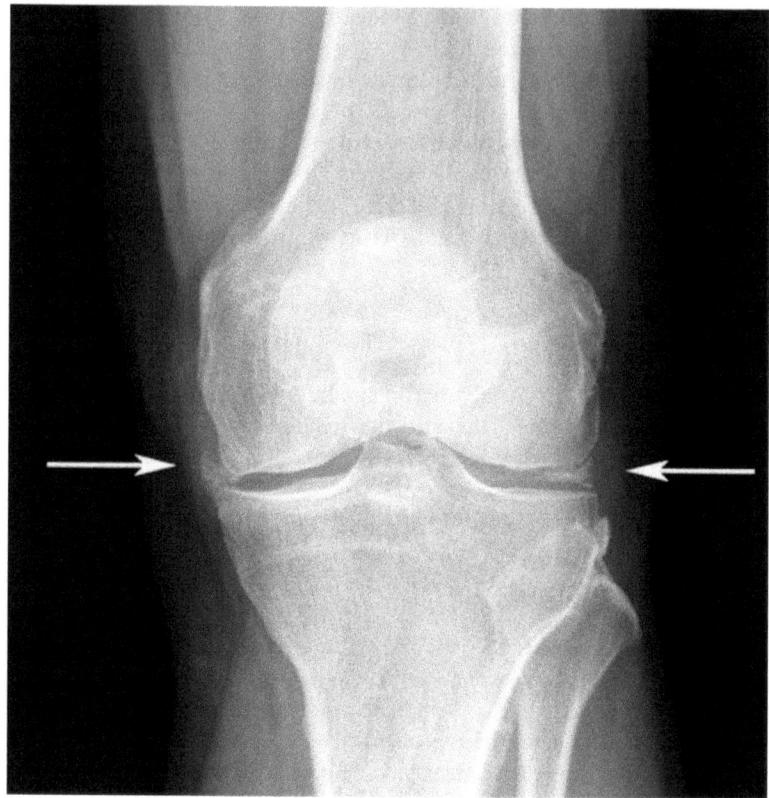

Bacteriële artritis

Een bacterie kan in een gewricht terechtkomen, wanneer er een directe 'toegangspoort' is, bijvoorbeeld een wond in de buurt van een gewricht. Een bacteriële artritis kan echter ook optreden na een (bacteriële) infectie elders in het lichaam, bijvoorbeeld een keelontsteking of blaasontsteking. Via het bloed (sepsis*) kan de bacterie 'verhuizen' naar een gewricht.

Acuut reuma Een beruchte bacteriële artritis wordt veroorzaakt door een bepaald type streptokok die eerst een keelontsteking veroorzaakt en daarna 'verhuist' naar een gewricht. Enkele weken na genezing van de keelontsteking ontstaat spontaan artritis met koorts. Men noemt deze aandoening 'acuut reuma'.

Meestal zijn er wisselende infecties van verschillende grote gewrichten; de artritis 'verspringt' van het ene gewricht naar het volgende. Ten slotte dooft de artritis uit. Beruchte complicatie van deze aandoening is de endocarditis met beschadiging van de hartklep; soms kan jaren na een aanval van acuut reuma de hartklep alsnog aangetast worden door hernieuwde infectie met bacteriën.

---

* *Sepsis = bloedvergiftiging: bacteriën zijn binnengedrongen in de bloedbaan.*

Acuut reuma houdt *geen* verband met reumatische artritis. Reumatische artritis wordt namelijk niet veroorzaakt door een bacterie maar door een auto-immuunreactie van het afweersysteem van het lichaam.

Artritis door een corpus alienum

Een infectie van een gewricht als gevolg van een corpus alienum is zeldzaam.

Reumatische artritis en oefenen

Een veelvoorkomende aandoening waarbij sprake is van chronische artritiden, is reumatische artritis. Kenmerkend voor reumatische artritis zijn steriele ontstekingen van synoviaal weefsel; vooral gewrichtskapsel is aangedaan, maar ook slijmbeurzen en peesscheden kunnen worden aangetast.

Bij inflammatie van het gewrichtskapsel, wordt dit dikker. Het ontstoken synovium (kapsel) gaat een slechtere kwaliteit synovia aanmaken; hierdoor krijgt het kraakbeen onvoldoende voeding. Bovendien bevat de synovia enzymen die schadelijk zijn voor het gewrichtskraakbeen. Dit resulteert op lange termijn in een egale versmalling van de kraakbeenlaag in het gewricht.

Er is nog een ander mechanisme dat destructief is voor gewrichtskraakbeen; ter plaatse van de overgang van kapsel naar bot ontstaat granulatieweefsel, ook wel pannus genoemd. Dit weefsel breekt in zijn directe omgeving kraakbeen en bot af. Lokale schade aan het gewricht is het gevolg. Uiteindelijk worden ook de omringende gewrichtsbanden en pezen aangetast.[2]

Patiënten met reumatische artritis zijn vaak geneigd het aangedane gewricht rust te geven; dit gaat echter ten koste van de mobiliteit, spierkracht en conditie van de patiënt. Het ziet ernaar uit dat men patiënten met reumatische artritis beter kan behandelen met oefentherapie dan met rust.

Gebleken is dat pijn in reumatische gewrichten door oefenen *niet* toeneemt.[3,4,5] Ook gewrichtsvervorming neemt *niet* toe door te oefenen.[6] Bovendien blijkt dat acht weken duurtraining op de fiets *geen* nadelige invloed heeft op het ziekteproces.[7] Het tegenovergestelde is wel het geval; patiënten met reumatoïde artritis die gedurende lange tijd een intensief bewegingsprogramma volgen zijn er beter aan toe dan patiënten die een relatief passieve behandeling krijgen.[8] Deze inzichten zijn nog betrekkelijk nieuw. Tot voor kort heerste de opvatting dat bij het belasten van een reumatisch gewricht de aandoening zou verergeren. Een probleem is nog steeds om artsen en paramedici ervan te overtuigen dat een intensief trainingsprogramma juist goed is voor patiënten met reumatoïde artritis.[9]

Figuur 2a-2
Op de overgang van kapsel naar bot kan pannusvorming optreden. Dit is schadelijk voor kraakbeen en bot.

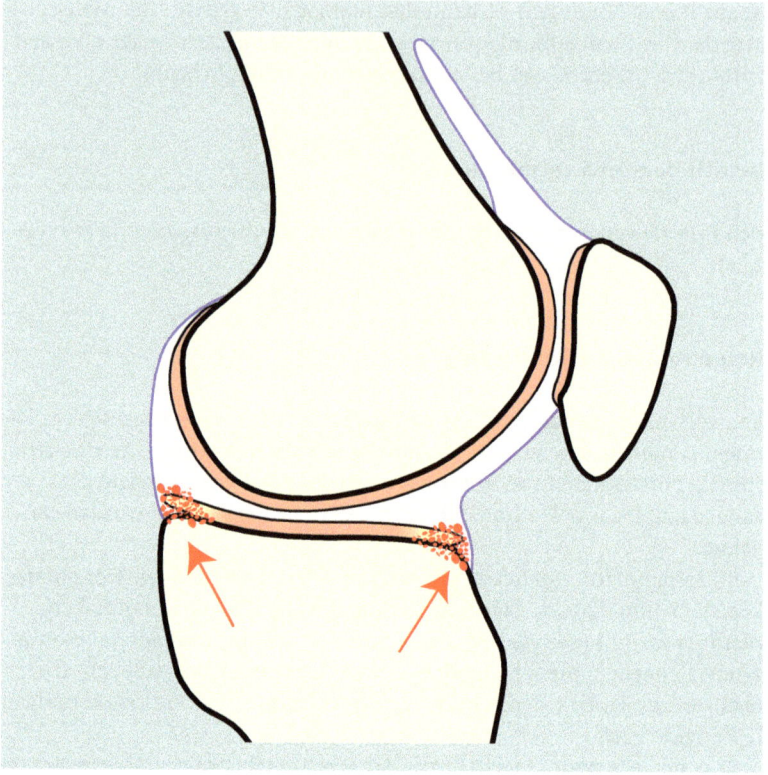

Vormen van de training

Een goede combinatie voor een bewegingsprogramma:
- Warming-up.
- Aerobe conditietraining, bijvoorbeeld op een hometrainer (*figuur 2a-3*), crosstrainer (*figuur 2a-4*) of loopband.
- Een circuit waarbij aan krachttraining wordt gedaan[10] (*figuur 2a-5 en 2a-6*) en indien nodig functionele oefeningen.
- Indien nodig stabiliserende en coördinatieve oefeningen.
- Als in groepen wordt gewerkt: een vorm van sport.
- Cooling-down.
- Mobiliserende oefeningen: deze kunnen ook als huiswerk worden meegegeven.

Dikwijls wordt enige napijn gevoeld na het trainen. Dit is echter meestal binnen een dag over. Ook wordt – vooral bij ouderen – aandacht besteed aan *functionele* oefenvormen,[11] zoals opstaan en gaan zitten, liggen en opstaan, het heffen van de armen en combinatiebewegingen (bijvoorbeeld een zwaar voorwerp tijdens het lopen ergens neerleggen). Ten slotte is het in veel gevallen verstandig mobiliserende oefeningen te geven, eventueel in de vorm van huiswerkoefeningen, om de beweeglijkheid van de aange-

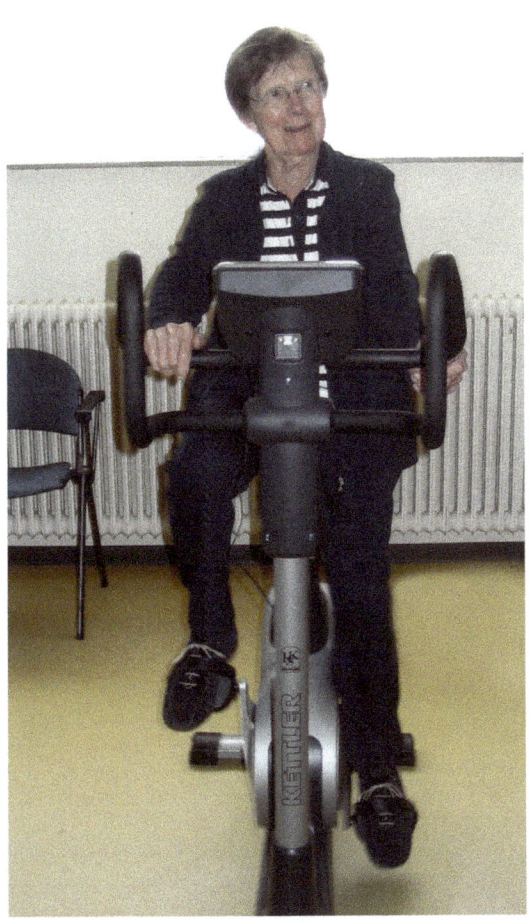

Figuur 2a-3
Aerobe conditietraining op een hometrainer tijdens een beweegprogramma voor ouderen.

dane gewrichten te onderhouden. In bepaalde gevallen kan het zinvol zijn om ook stabiliserende en coördinerende oefeningen toe te voegen.

Dosering:
– Intensieve aerobe training, minimaal 20 minuten per keer: 65-90% van de maximale hartfrequentie.* Minimaal 3× per week;[2]
of als intensief oefenen niet goed mogelijk is:
matig intensieve aerobe training, minimaal 30 minuten per keer: 55-64% van de maximale hartfrequentie. Minimaal 5× per week.[2]
– Krachttraining: opvoeren van 50-80% van het 1RM. Dat betekent in de praktijk dat men begint met ongeveer 20 herhalingen (3 of 4 series); de

---

* *De maximale hartfrequentie bedraagt grofweg 220 min de leeftijd. Nauwkeuriger kan men de maximale hartfrequentie berekenen met de volgende formule: maximale hartfrequentie = 208 − (0,7 × leeftijd).*

Figuu 2a-4
De crosstrainer; de krachten die de gewrichten van de onderste extremiteiten hierbij ondergaan, zijn geringer dan bij lopen of hardlopen.

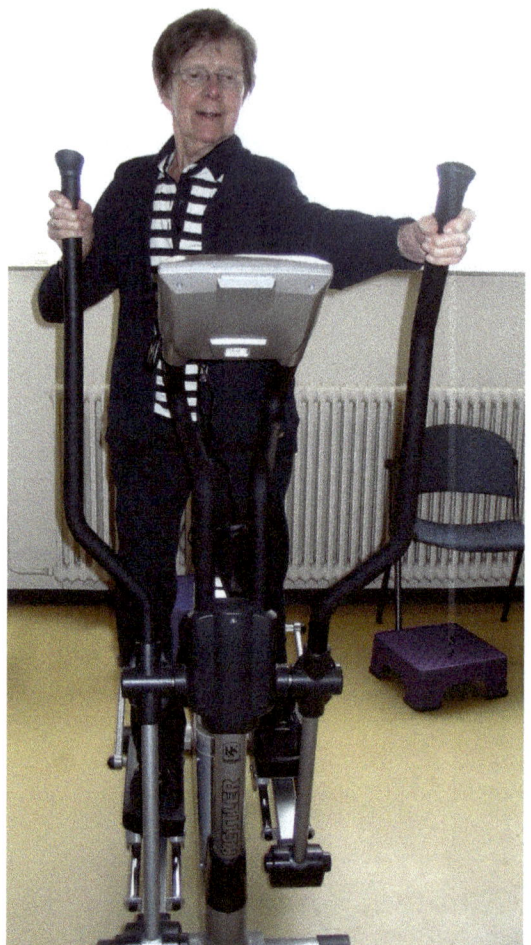

hoogte van het gewicht wordt zodanig gekozen dat men nog net 20 herhalingen kan uitvoeren. Naarmate de kracht toeneemt, kan men het gewicht (of de weerstand) opvoeren en het aantal herhalingen verminderen. Na ongeveer een jaar training wordt – als het gewicht de hogere belasting aankan – het aantal herhalingen ongeveer acht (3 of 4 series). Krachttraining doet men bij beginners bij voorkeur 3× per week. Na een jaar is 2× per week training voldoende.*
– Mobiliserende oefeningen: de mobiliserende oefeningen worden minimaal vier keer per gewricht herhaald. Frequentie: 2-3× per week.[2]

---

* *Uitgebreide informatie over dit onderwerp is te vinden in een eerder verschenen boek van Orthopedische casuïstiek: Onderzoek en behandeling van peesaandoeningen / tendinose. Hoofdstuk 2a.*

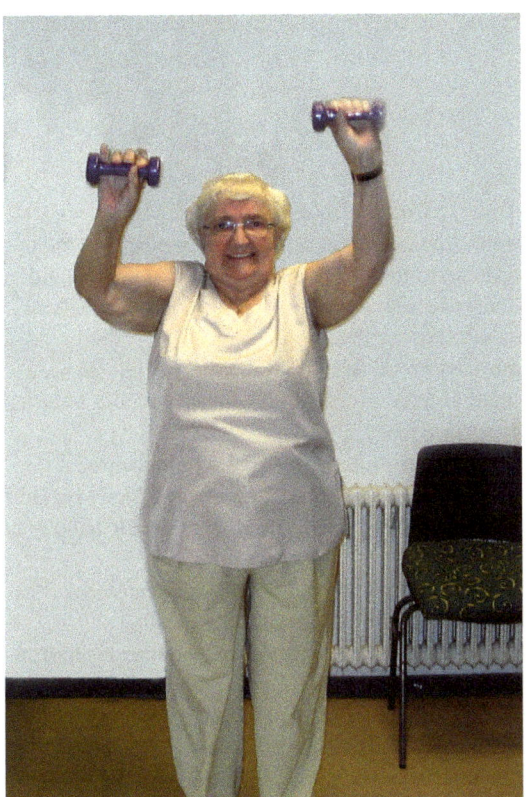

Figuu 2a-5
Krachttraining, aangepast aan de mogelijkheden van de patiënt: open-ketenoefening met kleine halters.

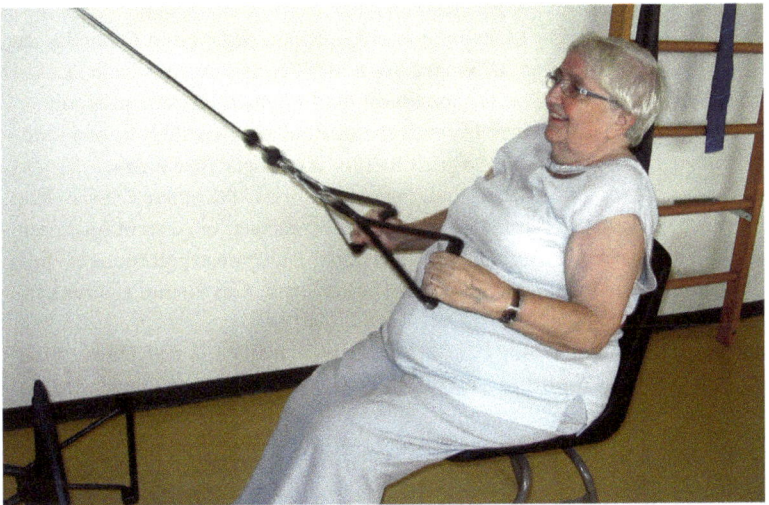

Figuur 2a-6
Krachttraining waarbij gebruik wordt gemaakt van een pulley. De uitvoering is aangepast aan de mogelijkheden van de patiënt.

Voorgaande oefenvormen kunnen individueel of in groepsverband worden gedaan. Ook kan de patiënt, na een periode oefentherapie onder begeleiding, voorgaande training inpassen in het dagelijks leven in de vorm van (buiten) fietsen, wandelen, nordic walking, zwemmen, huiswerkoefeningen en dergelijke.

Literatuur

1 Pessler F, Dai L, Diaz-Torne C, Gomez-Vaquero C, Paessler ME, Zheng DH, Einhorn E, Range U, Scanzello C, Schumacher HR. The synovitis of 'non-inflammatory' orthopaedic arthropathies: a quantitative histological and immunohistochemical analysis. Ann Rheum Dis 2008 Aug;67(8):1184-7.
2 KNGF-richtlijn Reumatische artritis. Praktijkrichtlijn.
3 Lyngberg KK, Ramsing BU, Nawrocki A, Harreby M, Danneskiold-Samsøe B. Safe and effective isokinetic knee extension training in rheumatoid arthritis. Arthritis Rheum 1994 May;37(5):623-8.
4 Lyngberg KK, Harreby M, Bentzen H, Frost B, Danneskiold-Samsøe B. Elderly rheumatoid arthritis patients on steroid treatment tolerate physical training without an increase in disease activity. Arch Phys Med Rehabil 1994 Nov;75(11):1189-95.
5 Hazes JM, Ende CH van den. How vigorously should we exercise our rheumatoid arthritis patients? Ann Rheum Dis 1996 Dec;55(12):861-2.
6 Hansen TM, Hansen G, Langgaard AM, Rasmussen JO. Longterm physical training in rheumatoid arthritis. A randomized trial with different training programs and blinded observers. Scand J Rheumatol 1993;22(3):107-12.
7 Baslund B, Lyngberg K, Andersen V, Halkjaer Kristensen J, Hansen M, Klokker M, Pedersen BK. Effect of 8 wk of bicycle training on the immune system of patients with rheumatoid arthritis. J Appl Physiol 1993 Oct;75(4):1691-5.
8 Jong Z de, Munneke M, Zwinderman AH, Kroon HM, Jansen A, Ronday KH, Schaardenburg D van, Dijkmans BA, Ende CH van den, Breedveld FC, Vliet Vlieland TP, Hazes JM. Is a long-term high-intensity exercise program effective and safe in patients with rheumatoid arthritis? Results of a randomized controlled trial. Arthritis Rheum 2003 Sep;48(9):2415-24.
9 Munneke M, Jong Z de, Zwinderman AH, Ronday HK, Ende CH van den, Vliet Vlieland TP, Hazes JM. High intensity exercise or conventional exercise for patients with rheumatoid arthritis? Outcome expectations of patients, rheumatologists, and physiotherapists. Ann Rheum Dis 2004 Jul; 63(7):804-8.
10 Hout WB van den, Jong Z de, Munneke M, Hazes JM, Breedveld FC, Vliet Vlieland TP. Cost-utility and cost-effectiveness analyses of a long-term, high-intensity exercise program compared with conventional physical therapy in patients with rheumatoid arthritis. Arthritis Rheum 2005 Feb 15; 53(1):39-47.
11 Vreede PL de, Samson MM, Meeteren NL van, Duursma SA, Verhaar HJ. Functional-task exercise versus resistance strength exercise to improve daily function in older women: a randomized, controlled trial. J Am Geriatr Soc 2005 Jan;53(1):2-10.

3 Ernstige pijn, zwelling en functieverlies van de knie bij een 11-jarige jongen, die tijdens een wandeling op zijn knie was gevallen*

Marc Martens

Tijdens een boswandeling met de scouts viel een 11-jarige jongen met zijn linkerknie op een boomstronk. Er was een bloedende wond die door zijn huisarts werd gereinigd. Hij kreeg antibiotica toegediend en een antitetanusinjectie.

Gedurende twee weken verliep de genezing voorspoedig. De klachten waren vrijwel geheel verdwenen. Toen ontstond er plotseling zwelling van de knie, gepaard gaande met pijn, lokale warmte en patiënt kreeg koorts. De huisarts besloot patiënt orthopedisch te laten onderzoeken. Op verdenking van een septische artritis** werd een artroscopische lavage van het kniegewricht verricht en werden opnieuw antibiotica toegediend. Patiënt voelde zich daarna gedurende enkele weken duidelijk beter en was koortsvrij. De pijn was echter niet geheel verdwenen.

Status praesens

Zeven weken na het ongeval zien we patiënt voor het eerst op onze afdeling. Hij heeft een acute verhoging van koorts tot 39 °C, met hevige pijn en functieverlies van zijn linkerknie.

Algemene inspectie

De jongen ziet er ziek uit en loopt met twee krukken. Hij houdt zijn linkerknie ongeveer 40° gebogen. Er is een forse zwelling van de linkerknie.

---

* Deze casus is een bewerking van casus K 14 van een eerdere uitgave van *Orthopedische casuïstiek*.
** Een septische artritis is een ontsteking van een gewricht als gevolg van een infectie met micro-organismen, meestal bacteriën.

Palpatie

De gehele knie is uitgesproken warm. De zwelling is hard en niet duidelijk begrensd. Palpatie van de zwelling veroorzaakt op dit moment nauwelijks pijn.

Functieonderzoek

Flexie van de knie is zowel actief als passief mogelijk tot ongeveer 90°. Het eindgevoel is verhard, maar licht verend. Er is zowel actief als passief ongeveer 10° extensiebeperking. Het verdere onderzoek is negatief.

Interpretatie
Er is dus een ernstige capsulaire bewegingsbeperking: flexie is veel meer beperkt dan extensie. De interpretatie van een capsulair patroon is altijd dezelfde; er is sprake van een artritis of van artrose. Dit laatste komt bij deze jongen uiteraard niet in aanmerking. Hij heeft dus een artritis, waarschijnlijk een septische artritis.

Er wordt een punctie uitgevoerd. Het punctaat ziet er troebel uit. Laboratoriumonderzoek van het punctievocht is echter negatief, bloedonderzoek is eveneens negatief.

Bloedwaarden

Er is wel een verhoogde BSE (bloedbezinking), namelijk 73 mm na een uur en 103 mm na twee uur. CRP is 6,2 mg%.
Hemoglobine: 10,8 mmol/l.
Leukocyten: 11.800.
Er bestaat dus een duidelijke stijging van de inflammatoire parameters, zonder (op dit moment) aanwijzingen voor een septische artritis.

> **Bloedwaarden**
>
> **BSE** BSE = bezinkingssnelheid van erytrocyten in het bloedplasma. Een hoge waarde wijst op een ontstekingsproces in het lichaam. Het zegt echter weinig over de aard en oorzaak van de ontsteking. Normale waarde: 3 tot 15 mm per uur. Bij vrouwen ligt de waarde gemiddeld iets hoger dan bij mannen.
>
> **CRP** CRP = C-reactive protein. Na het ontstaan van een ontsteking ergens in het lichaam, wordt door de lever CRP geproduceerd en afgegeven aan de bloedbaan. Dit gebeurt in zes tot acht uur; vaak is de concentratie CRP al verhoogd voordat er klinische verschijnselen merkbaar zijn. De normaalwaarde voor CRP is minder dan 1 mg/dl ook wel mg% genoemd (deze waarde wordt in België veel gebruikt) ofwel 10 mg/l (in Nederland). Bij

infecties kan de waarde tot meer dan 1000× oplopen. De CRP geeft een meer actuele stand van zaken dan de BSE (bloedbezinking). De CRP reageert namelijk veel sneller op een ontstekingsreactie en normaliseert zich ook weer sneller na het uitdoven ervan.

Hb

Hemoglobine (Hb) is de concentratie hemoglobine in het bloed in mmol/l. Normaalwaarden zijn 8,5-11 mmol/l bij volwassen mannen en 7,5-10 mmol/l bij volwassen vrouwen. Hemoglobine is een eiwit dat in hoge concentraties voorkomt in de rode bloedlichaampjes. Het is in staat zuurstof aan zich te binden en verzorgt hiermee het transport van zuurstof in het bloed. Een te laag hemoglobinegehalte heet bloedarmoede.

Leukocyten

Leukocyten zijn witte bloedlichaampjes. Zij hebben een belangrijke functie bij ontstekingsprocessen en immuniteitsreacties. Normaal zijn er 5000 tot 10.000 leukocyten per mm^3 in het bloed aanwezig. Dit wordt ook wel in duizendtallen weergegeven; dan ligt de normaalwaarde tussen 5 en 10.

Aanvullend beeldvormend onderzoek

Op de computertomografie is een vrij dens gebied te zien, anterolateraal van de patella. Dit komt overeen met de verharding die voelbaar is en die gelegen is onder de inmiddels genezen huidwond.

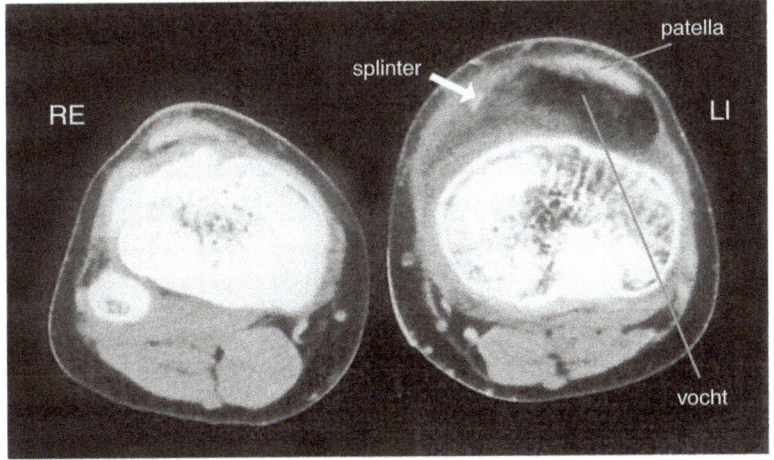

Figuur 3-1
Computertomografische opname toont vocht (het zwarte gebied tussen de tibia en de patella), ontstoken weefsel (het grijze gebied tussen de voorzijde van de knie en de tibia) en een vreemd lichaam, in dit geval een stukje hout (pijl).

Skeletscintigrafie toont een belangrijke asymmetrie tussen beide kniegewrichten. Er is een sterke hyperactiviteit van de gehele linkerknie. Het verslag bij de scintigrafie luidt: beeld compatibel met artritis, zonder duidelijke haarden van verhoogde botombouw. Dit laatste zou op een lokaal botproces wijzen.

Therapie

Er wordt opnieuw een artroscopie met lavage verricht. Hierbij wordt een ernstige synovitis vastgesteld. Het kraakbeen van de knie is gelukkig nog in goede staat. Interarticulair worden twee corpora aliena gevonden van 2 × 2 × 1 mm en 5 × 3 × 4 mm. Het betreft twee houtsplinters.

Er wordt een nieuw bacteriologisch onderzoek verricht van het punctievocht bij de artroscopie dat negatief blijft op cultuur. Toch is er sprake van een septische artritis, ook met een negatieve cultuur van het knievocht. Dat is in dit geval mogelijk, aangezien er reeds antibiotica werden toegediend.

Diagnose

Septische artritis van de knie als gevolg van penetratie van corpora aliena, in dit geval twee stukjes hout

Follow-up De dag na de operatie is patiënt koortsvrij en er is een duidelijke regressie van de pijnklachten. Bewegen van de knie is sterk verbeterd. Na vier weken is de mobiliteit van de knie volledig normaal. Patiënt kan weer normaal lopen zonder pijnklachten. Na zes weken is ook de bloedbezinking genormaliseerd.

Bespreking

Het verwijderen van corpora aliena is essentieel om een blijvende genezing te bereiken. Artritis van de knie, septisch of aseptisch, als gevolg van penetratie van een vreemd lichaam, zoals een steentje, een stukje hout of een doorn bij kinderen is dus een belangrijke differentiaaldiagnostische mogelijkheid.

4 Hevige laterale kniepijn en mank lopen, spontaan ontstaan bij een 47-jarige vrouw

Koos van Nugteren

Op een nacht ontstond pijn aan de laterale zijde van de knie bij een 47-jarige vrouw. De pijn werd gevoeld in rust, maar nam sterk toe bij bewegingen in de knie of wanneer zij de knie belastte. Zij liep mank en maakte zich ernstig zorgen over de wintersportvakantie waaraan zij een week later zou beginnen. Aangezien de pijn de daaropvolgende dagen niet verminderde, nam zij contact op met haar huisarts. Omdat de huisarts niet direct de oorzaak van het probleem kon vinden, raadpleegde zij (de huisarts) de fysiotherapeut (KvN) die vlak naast haar praktijk gevestigd was. Patiënte werd door de fysiotherapeut onderzocht. Patiënte vertelt dat zij zich niet ziek voelt en verder gezond is.

Status praesens

Patiënte ervaart pijn iets distaal van de laterale gewrichtsspleet, ter hoogte van het kopje van de fibula.

Inspectie

Geen bijzonderheden.

Algemene palpatie

De knie is niet gezwollen. Er is geen sprake van een hydrops. Ter plaatse van de fibulakop is de knie iets warmer dan aan de niet-aangedane zijde.

Functieonderzoek

Alle bewegingen zijn – met pijn – uit te voeren, zowel actief als passief. Eindstandig is de pijn het sterkst. Het *passief bewegen* van de knie verloopt 'stroef'; patiënte probeert kennelijk de bewegingen musculair te remmen.

Flexie tegen weerstand (isometrisch uitgevoerd) provoceert voor patiënte herkenbare pijn. Extensie tegen weerstand is niet pijnlijk.

Specifieke palpatie

Palpatie van het kniegewricht is niet pijnlijk.
Palpatie op en rondom de fibulakop is zeer pijnlijk. Maximale pijn treedt op bij druk op de insertie van de m. biceps femoris aan de fibulakop.

Interpretatie De pijnlijke flexie tegen weerstand en de hevige drukpijn op de insertie van de m. biceps femoris aan de fibulakop suggereren een insertietendopathie.

Toegevoegde test

De huisarts infiltreert de insertie van de m. biceps femoris met Marcaïne, een lokaalanestheticum. Vervolgens wordt weer gepalpeerd en passief bewogen in het kniegewricht. Het resultaat valt tegen. De kniepijn vermindert nauwelijks.

Op mijn vraag of er reuma in de familie voorkomt, vertelt zij dat zij al jaren de ziekte van Sjögren heeft, een auto-immuunaandoening waarbij de slijmproductie in de mond en de traanproductie zijn verstoord (dit had zij mij bij aanvang van het onderzoek niet verteld). Dit verandert de zaak: bij deze – reumatische – aandoening kunnen namelijk spontane gewrichtsontstekingen optreden. Dan wordt ineens alles duidelijk; hier moet sprake zijn van een artritis van het tibiofibulaire gewricht. Iedere beweging of belasting waarbij de m. biceps femoris aanspant, is pijnlijk; deze trekt immers aan de fibulakop wat belastend is voor het aangedane tibiofibulaire gewricht.

Opvallend is dat ook de passieve bewegingen in het *femorotibiale gewricht* pijnlijk waren. Vermoedelijk werd tijdens het passief bewegingsonderzoek (dit onderzoek werd in langzit uitgevoerd*) de m. biceps femoris gerekt, waardoor trek ontstond aan de insertie: de fibulakop.

Diagnose

Artritis van het proximale tibiofibulaire gewricht bij ziekte van Sjögren

---

* *In langzit is sprake van flexie van de heup en extensie van de knie: hierbij worden de hamstrings gerekt. Het passief bewegingsonderzoek kan men beter in lig uitvoeren.*

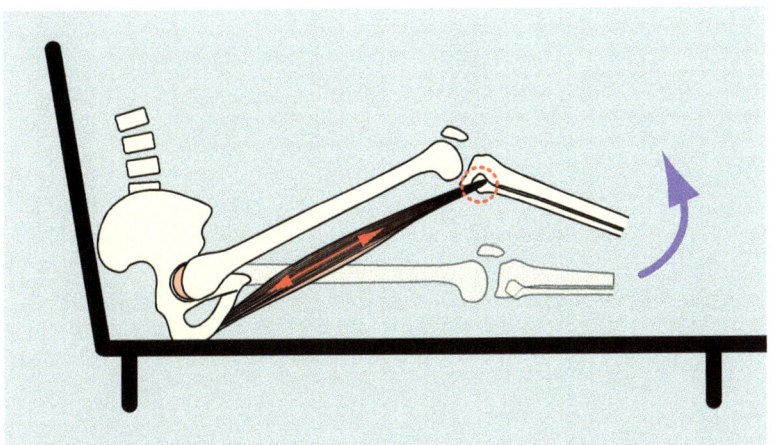

Figuur 4-1
Vermoedelijk werd tijdens het passief bewegingsonderzoek (dit onderzoek werd in langzit uitgevoerd) de m. biceps femoris gerekt, waardoor trek ontstond aan de insertie: de fibulakop.

Therapie

Aanvallen van – reumatische – artritiden komen na verloop van tijd vanzelf tot rust. Het doven van de artritis kan worden versneld door NSAID's. Patiënte krijgt dan ook een NSAID voorgeschreven en het advies de knie onbelast of lichtbelast te blijven bewegen.

Diezelfde avond wordt de pijn al minder. In de daaropvolgende dagen verminderen de pijn en stijfheid verder. De daaropvolgende week is de pijn vrijwel verdwenen en vertrekt zij naar haar wintersportvakantie.

Follow-up

5 Progressieve mediale kniepijn bij een 55-jarige man die al tien jaar jicht heeft*

Marc Martens

Tien jaar geleden ontstonden bij een toen 45-jarige man plotseling jichtaanvallen ter hoogte van beide grote tenen. Later speelden ook de knieën op. De acute aanvallen gingen gepaard met hevige pijn en zwelling. Door middel van een uitgebalanceerd vegetarisch dieet kon hij de jichtaanvallen tot een minimum beperken; als hij toch een aanval kreeg, dan hielpen de antiflogistica die hij innam zeer goed.

De pijnklachten waarmee hij nu ons spreekuur bezocht, weken echter af van de hem zo goed bekende jichtaanvallen. Het betrof een vrij constante zeurend-knagende pijn aan de mediale zijde van de linkerknie. Lange wandelingen waren bijna niet meer mogelijk, maar ook korte draaibewegingen, zoals bij het in en uit de auto stappen, waren pijnlijk. Hurken was onmogelijk vanwege de pijn en wanneer 's nachts de knieën elkaar aan de binnenzijde raakten, was dit ook pijnlijk.

Inspectie

Afgezien van een vrij ernstige atrofie van het linkerbovenbeen, zijn er geen bijzonderheden.

Palpatie

Ter hoogte van de mediale gewrichtsspleet is er uitgesproken drukpijn. Het kniegewricht bevat geen vocht en is normaal van temperatuur.

---

* *Deze patiëntencasus betreft een bewerking van een eerder verschenen casus (K80) in Orthopedische casuïstiek.*

Functieonderzoek

Maximale extensie is eindstandig licht pijnlijk. De verschillende McMurray-tests zijn duidelijk positief, met name de combinatie met exorotatie en valgus. Het verdere onderzoek is negatief.

Interpretatie Het lijkt vrij duidelijk dat het hier een degeneratief meniscusletsel betreft, gezien de pijn bij inklemming (hyperextensie- en McMurray-test) en de lokale drukpijn. In hoeverre de jicht een rol speelt, is (nog) niet duidelijk. Artroscopie is hier geïndiceerd.

Aanvullend onderzoek

Artroscopie toont een belangrijk depot van uraatkristallen met hyperemie en lokale synovitis, vooral suprapatellair. Verder zijn beide menisci met uraatkristallen geïmpregneerd en vertoont de mediale meniscus daarnaast inderdaad een horizontale inscheuring als gevolg van degeneratieve veranderingen.

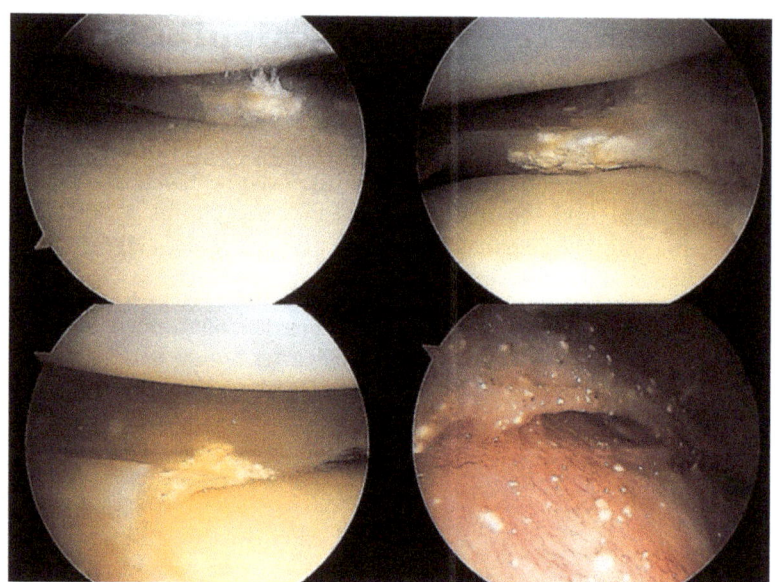

Figuur 5-1
Artroscopische opnamen.

Linksboven: de mediale meniscus met een depot van uraatkristallen;
rechtsboven: eveneens de mediale meniscus, maar nu vanuit een andere hoek, met een aanzienlijk depot van uraatkristallen;
linksonder: de laterale meniscus met een depot van uraatkristallen;
rechtsonder: het met uraatkristallen geïmpregneerde synovium met een duidelijke hyperemie en synovitis, hier te zien suprapatellair.

Diagnose

Meniscusdegeneratie ten gevolge van jichtartritis

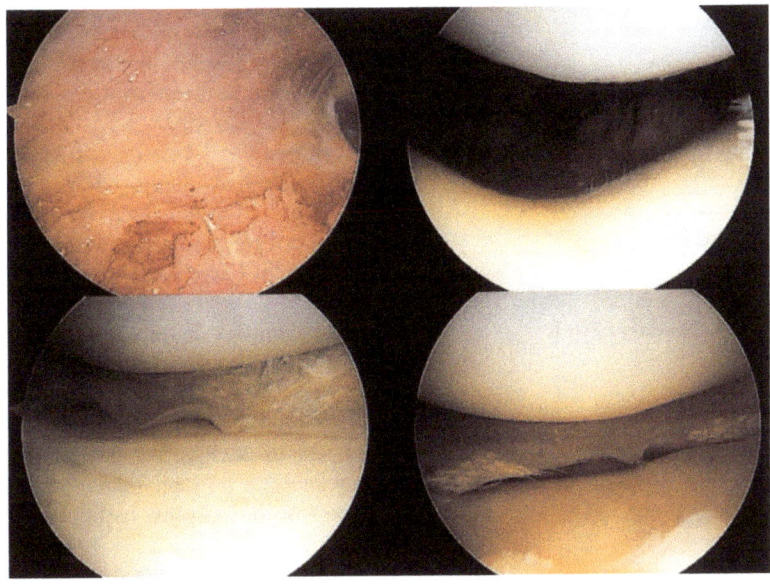

Figuur 5-2
Artroscopische opnamen.

Linksboven: het met uraatkristallen geïmpregneerde synovium met duidelijke hyperemie en synovitis, hier te zien suprapatellair;
rechtsboven: het normale patellofemorale gewricht;
linksonder: de mediale meniscus met een depot van uraatkristallen;
rechtsonder: de laterale meniscus met een depot van uraatkristallen.

Therapie

Van beide menisci wordt een deel van de achterhoorn met de uraatkristallen gereseceerd, mediaal vanwege de scheur uitgebreider dan lateraal.

Patiënt heeft een zeer vlot postoperatief herstel: de klachten zijn binnen een week na de ingreep al volledig verdwenen.

Follow-up

Bespreking

Verhoogde urikemie* kan tot jichtartritis leiden met acute aanvallen van pijn en zwelling. In het hier beschreven geval kon patiënt duidelijk zijn klachten onderscheiden van zijn typische jichtklachten, al bleek dat de jicht uiteindelijk wel de oorzaak van zijn klachten was. De uraatkristallen veroorzaken meniscusdegeneratie. Zowel de jichtartritis als de meniscusdegeneratie kan op den duur leiden tot artrose van het aangedane gewricht.

De aangewezen therapie is in dit geval het artroscopisch verwijderen van de uraatdepots en het verwijderen van het gescheurde deel van de meniscus.
Uiteraard blijft de basistherapie voor de jicht: dieet en medicatie (zie hoofdstuk 5a).

---

* Urikemie: aanwezigheid van een te hoge concentratie urinezuur in het bloed.

5a Addendum: jicht

Koos van Nugteren

Jichtartritis wordt gerekend tot de zogeheten kristalartropathieën. Bij jicht is sprake van een acute artritis als gevolg van het neerslaan van kristallen in het aangedane gewricht. Bij deze aandoening worden in het lichaam natriumuraatkristallen gevormd. De kristallen kunnen neerslaan in huid, nieren (uraatstenen) of gewrichten (jichtartritis). Verhoogd risico lopen mannen met fors overgewicht, alcoholisten, patiënten met suikerziekte en personen die diuretica gebruiken; hierdoor kan namelijk een verhoogde uraatspiegel in het bloed ontstaan.

Als meer dan drie aanvallen per jaar optreden of als er uraatstenen in de nieren aanwezig zijn, spreekt men van gecompliceerde jicht.

Gecompliceerde jicht

Lokalisatie

In ongeveer de helft van de gevallen zit de jicht in het metatarsofalangeale I-gewricht. Dat betekent dat in circa 50% van de gevallen jicht ontstaat in *andere* gewrichten; vaak betreft het een van de distale gewrichten van de onderste extremiteit: voetgewrichten, enkels en knieën zijn voorkeurslokalisaties. Bij ouderen kunnen ook de distale interfalangeale gewrichten van de hand aangedaan zijn. Dit laatste kan men gemakkelijk ten onrechte aanzien voor een primaire artrose of een reumatoïde artritis. Vooral als er ook nierinsufficiëntie is, moet men denken aan jicht.

> De uraatspiegel is bij jongens en meisjes gelijk tot aan de puberteit; daarna stijgt de uraatspiegel bij jongens, terwijl die bij meisjes nauwelijks toeneemt. Pas na de menopauze stijgt ook bij vrouwen de uraatspiegel tot een niveau dat overeenkomt met dat bij mannen. Dat betekent dat jicht bij vrouwen vooral voorkomt na de menopauze. Een artritis bij jonge vrouwen wordt dan ook vrijwel zeker *niet* veroorzaakt door jicht, zelfs als het metatarsofalangeale I-gewricht is aangedaan.

Symptomatologie

Een jichtaanval wordt gekenmerkt door een acuut optredende artritis van het aangedane gewricht. Bij ouderen kan de aanval ook subacuut optreden. Bij klinisch onderzoek vindt men pijn, warmte, roodheid en zwelling. Bij artritis van het metatarsofalangeale gewricht is de diagnose niet moeilijk te stellen. Lastiger wordt het bij artritis van meer proximaal gelegen gewrichten, zoals de middenvoet, enkel of knie, of artritis in gewrichten van de hand. Wanneer een groot gewricht is aangedaan, kan ook koorts ontstaan.

Tophi Bij sommige jichtpatiënten ontwikkelen zich tophi. Dit zijn kleine, meestal witte knobbeltjes ter grootte van een speldenknop die men aantreft in de oorschelp, de distale interfalangeale gewrichten, de elleboog (in de bursa olecrani), de voorvoeten of de hak. Een tophus bestaat uit een ophoping van uraatkristallen. Wanneer tophi worden gevonden dan is de kans vrij groot dat ook de nieren zijn aangetast; urinezuurverlagende medicatie is dan geïndiceerd.

Risicofactoren Risicofactoren voor het krijgen van jicht zijn: een positieve familieanamnese, chronisch alcoholgebruik, het gebruik van diuretica en een verminderde nierfunctie. Men vermoedt dat een acute aanval van jicht kan worden getriggerd door purinerijke voeding, alcoholconsumptie, medicatie (diuretica en/of aspirine), een trauma of een operatie aan het gewricht.

Purine in voeding

Veel purine wordt onder meer aangetroffen in:
- vlees: vrijwel alle soorten vlees;
- gevogelte (kip!);
- vis: vooral in forel, haring, makreel, schelvis, sardientjes uit blik, tonijn uit blik, gerookte zalm;
- graan: vooral in tarwekiemen, boekweit, havermout, gierst, wittebrood, tarwevolkorenbrood;
- peulvruchten: vooral in sojabonen, sojameel, linzen, kikkererwten, erwten.

NB: melk, yoghurt en kwark zijn eiwitvervangers die geen purine bevatten.

Therapie

Afwachtend beleid

Bij milde vormen van jicht kan men kiezen voor afwachtend beleid: meestal dooft de artritis vanzelf uit in circa twee weken.

Medicatie

Om de felheid van de artritis te verminderen kan men gebruikmaken van anti-inflammatoire middelen zoals NSAID's en colchicine.*

Urinezuurverlagende medicatie heeft *geen* invloed op een aanval van jicht. Urinezuurverlagende middelen worden alleen gebruikt ter *voorkoming* van aanvallen. Men moet zich echter bij iedere patiënt afvragen wat erger is: een onderhoudsbehandeling met dergelijke medicijnen of af en toe een jichtaanval. Wanneer men vermoedt dat de nieren aangedaan zijn dan is behandeling met urinezuurverlagende middelen geïndiceerd. Dit geldt ook voor gecompliceerde jicht, een ernstige vorm waarbij meer dan drie aanvallen per jaar optreden.

Wanneer eenmaal gekozen is voor een onderhoudsbehandeling dan moet men deze middelen in principe levenslang blijven gebruiken.

Dieet

Belangrijk is om overmatig alcoholgebruik te beperken. Verder kan enig effect verwacht worden van een purinearm dieet. Purine zit in vlees, peulvruchten en sommige vissoorten; het wordt afgebroken tot urinezuur in de nieren. Vooral in geval van urinezuurstenen in de nieren kan een purinearm dieet effect opleveren.

Pseudojicht of chondrocalcinose

Pseudojicht is een kristalartropathie waarbij sprake is van neerslag van calciumpyrofosfaatkristallen in het aangedane gewricht. Men noemt dit ook wel chondrocalcinose. De kristallen veroorzaken subacute aanvallen van artritis. Deze aanvallen zijn moeilijk te onderscheiden van acute jicht als gevolg van urinezuurkristallen.

In sommige gevallen is ook *chronische* artritis mogelijk. De chronische vorm lijkt op een pijnlijke artrose, waarbij ook het kapsel is geïrriteerd. Bij pseudojicht is meestal sprake van een monoartritis van knie, pols, elleboog of schouder. Ook de symphysis pubis kan aangedaan zijn. Een röntgenfoto van de hier genoemde lokalisaties kan tonen of sprake is van chondrocalcinose (*figuur 2a-1*).

Medicamenteuze behandeling met een NSAID kan worden toegepast om een artritis als gevolg van chondrocalcinose tot rust te brengen.

---

* *Colchicine heeft naast een anti-inflammatoir effect ook een remmend effect op het neerslaan van urinezuurkristallen; het is een oud middel dat voorkomt in de knol, bloemen en zaden van de herfsttijloos; dit is een vrij zeldzame plant die lijkt op de krokus. Colchicine maakt de plant zeer giftig.*

Literatuur

Havermans JF. Tien stellingen over jicht. Rheuma en trauma 1992;16(2 mei).
Gorter KJ, Tan G, Verstappen WHJM, Cirkel JW, Kolnaar BGM, Oosterberg E, Romeijnders ACM. NHG-Standaard Jicht (eerste herziening).

6 Een 72-jarige vrouw met coxarthrosis waar niets meer aan te doen zou zijn*

Pat Wyffels

Zonder duidelijke oorzaak kreeg een 72-jarige vrouw in de loop van enkele dagen last van haar rechterlies. De pijn werd vooral gevoeld bij het heffen van het bovenbeen. Wandelen werd al snel onmogelijk. De huisarts dacht aanvankelijk aan een appendicitis,** maar bij röntgenonderzoek van beide heupen vond men artrose van beide heupgewrichten. Hiermee zou patiënte moeten leren leven, totdat de klachten ernstig genoeg zouden zijn om te opereren. Zij kreeg een NSAID, waar zij redelijk goed op reageerde. Met het medicament kon zij zelfs weer in de tuin werken en wandelen. Patiënte stopte echter na enkele dagen al met de medicatie, omdat in de bijsluiter stond dat maagbloedingen tot de mogelijke bijwerkingen behoorden. Toen de klachten daarna weer toenamen en patiënte zich ook wat ziek begon te voelen, werd door de bezorgde dochter van patiënte een afspraak bij mij geregeld voor een second opinion.

Status praesens

Patiënte maakt een zwaarmoedige indruk. Volgens haar komt dat vooral doordat zij de onverwachte dood van haar man, een jaar voordien, maar moeilijk kan verwerken. Nu komt daar dan nog bij dat zij haar hobby's, zoals in de tuin werken en wandelen, misschien nooit meer kan uitoefenen. Verlies van levenspartner én gezondheid is erg moeilijk te verdragen. Volgens haar dochter geeft moeder voor het eerst in haar leven de moed op.

Er zijn nog andere problemen. Patiënte heeft ook pijn ter hoogte van beide schouders en bovenarmen. De schouderbewegingen zijn erg beperkt en pijnlijk en zelfs haarkammen is problematisch.

---

* Deze patiëntencasus betreft een bewerking van een eerder verschenen casus (H42) in *Orthopedische casuïstiek*.
** Appendicitis = blindedarmontsteking.

Inspectie en algemene palpatie

Inspectie en palpatie leveren geen bijzonderheden op. Met name ter hoogte van de pijnlijke heupen en schouders is er geen zwelling of abnormaal hoge huidtemperatuur.

Functieonderzoek

Ter hoogte van zowel de beide heupgewrichten als van de schoudergewrichten bestaat een capsulaire bewegingsbeperking; bij de schouders is de exorotatie de meest beperkte beweging, gevolgd door de glenohumerale abductie en de endorotatie. Voor de heupen geldt dat juist de endorotatie de meest beperkte beweging is, gevolgd door de extensie, de flexie en de abductie. Wel opvallend is dat het eindgevoel bij het onderzoek van de heupen eigenlijk te zacht is voor coxartrose.

Interpretatie

De op de röntgenfoto's zichtbare artrose is waarschijnlijk alleen leeftijdgebonden, maar is niet de oorzaak van de vrij snel ontstane klachten. Het eindgevoel is – ondanks de bewegingsbeperking – te zacht voor een klinisch artrotische heup.

Er is duidelijk sprake van een capsulair patroon van vier grote gewrichten, als gevolg van artritis. In dit geval wordt de artritis waarschijnlijk veroorzaakt door polymyalgia rheumatica. Bloedonderzoek is in dit geval noodzakelijk om de vermoedelijke diagnose te bevestigen.

Aanvullend onderzoek

Bloedonderzoek bevestigt zoals te verwachten de diagnose: de bezinking is duidelijk verhoogd: 64 mm in het eerste uur (normaal: circa 3-15) en de concentratie C-reactief proteïne (CRP) is 7,7 mg% (normaal: < 1). De uitslagen van reuma-serumonderzoek zijn negatief.

Diagnose

Polymyalgia rheumatica

Bespreking

Polymyalgia rheumatica is een aandoening van onbekende etiologie, die optreedt bij mensen boven de 50, meestal pas boven de 60 jaar. De patiënt klaagt over pijn en stijfheid van beide schouders en heupen als gevolg van artritis van deze gewrichten. Daarnaast kunnen andere gewrichten aangedaan zijn. Meestal begint de aandoening vrij acuut in de schouders, maar kan – zoals bij de hier beschreven patiënte – ook in de heupen beginnen. De naam 'myalgia' is misleidend, daar het geen aandoening van de spieren is, maar van de gewrichten.

Bij ongeveer een derde van alle patiënten ontstaat ook arteriitis* temporalis, waardoor het gevaar ontstaat dat de bloedtoevoer naar het oog wordt aangetast met een irreversibele vermindering van het gezichtsvermogen tot gevolg.

De ziekte wordt mede gekenmerkt door algemene symptomen, zoals gebrek aan eetlust, vermagering en algemene malaise.

Behandeling met corticosteroïden kan de klachten in korte tijd aanzienlijk verminderen. Vooral bij arteriitis temporalis moet direct met de medicatie begonnen worden.

De ziekte geneest dikwijls in een periode van één à twee jaar. In bepaalde gevallen kan de aandoening echter veel langer duren dan twee jaar en soms is zelfs levenslange onderhoudsdosering met prednison noodzakelijk.

Therapie

De basisbehandeling bestaat uit langdurige toediening van corticosteroïden.

Bij de hier besproken patiënte wordt gestart met orale toediening van 16 mg methylprednisolon per dag, gedurende de eerste maand. Daarna werd geleidelijk afgebouwd op geleide van het klinische beeld en de bezinking.

Na een week is patiënte miraculeus verbeterd. Zij is weer in haar – inmiddels verwaarloosde – tuin aan het werk en heeft alweer enkele korte wandelingen gemaakt. Patiënte is veel opgewekter.

Follow-up

Na een maand is de bezinking gezakt tot 5 mm in het eerste uur en de CRP tot 0,23 mg%. De methylprednisolon wordt teruggebracht tot 8 mg, maar daarna recidiveren de klachten weer snel, zodat de dosis verhoogd wordt naar 16 mg. Een maand later is de bezinking weer 4 mm in het eerste uur en zijn de klachten weer grotendeels verdwenen. Nu wordt afwisselend 4 en 8 mg per dag genomen.

Zes maanden na het begin van de klachten krijgt patiënte toch weer een terugval, met name in het schoudergebied. Het capsulaire patroon was verdwenen, maar is nu toch weer aanwezig. De bezinking bedraagt 22 mm in het eerste uur. Gedurende een maand wordt de dosis nu weer verhoogd tot 8 mg per dag. Daarna krijgt patiënte alleen nog zeer lage doses, om uiteindelijk acht maanden later de kuur definitief te stoppen. Patiënte wordt genezen verklaard van haar 'ongeneeslijke' artrose.

---

* Arteriitis = ontsteking van de slagaderwand.

7 Een 18-jarige patiënte met lichte koorts, uitslag en een pijnlijke pols, met dramatische afloop*

Pat Wyffels en Anke Smets

Een 18-jarige jonge vrouw stond 's morgens op met een grieperig gevoel: zij was koortsig en voelde zich onwel. De temperatuur was 37,5° C. Ondanks aandringen van haar moeder om thuis te blijven, ging zij toch naar school. Het waren haar eerste dagen op de hogeschool en zij wilde zo weinig mogelijk missen. Op weg naar huis in de bus sprak ze nog af met haar vriendin om later uit te gaan, maar eerst wilde zij nog even langs haar huisarts. Op dat moment had zij uitslag over het gehele lichaam en voelde zij zich zieker dan in de ochtend. Inmiddels had zij ook een matige pijn ontwikkeld ter hoogte van de rechterpols.

Inspectie

De uitslag is maculair ('vlekkerig') en verdeeld over het gehele lichaam, wegdrukbaar onder glasdruk en matig scherp afgelijnd. Er is geen herkenbaar patroon of een verdeling, die aan een specifieke (kinder)ziekte doet denken.

Er worden drie petechiën (onderhuidse puntvormige huidbloedingen) op het abdomen gevonden. Deze bloedingen verdwijnen niet onder glasdruk.

De pols is lichtrood en licht gezwollen.

Palpatie

De rechterpols is matig warm. De vlekken zijn niet geïndureerd (verhard).

---

* Deze patiëntencasus betreft een bewerking van een eerder verschenen casus (PH24) in *Orthopedische casuïstiek*.

Functieonderzoek

De passieve flexie en extensie in het rechterpolsgewricht zijn ongeveer evenveel beperkt.

Het verdere onderzoek van de pols is negatief.

Interpretatie Er is sprake van een capsulair patroon en, gezien de warmte en roodheid, dus een artritis van de pols.

De combinatie maculae, petechiën en artritis is uiterst ongewoon en mogelijk zeer gevaarlijk. Petechiën zijn immers een alarmteken voor sepsis door meningokokken! Vandaar dat direct verder wordt gezocht in de richting van meningitis. Er is echter niet de geringste nekstijfheid. Ook is er bij navragen geen hoofdpijn, en zij had niet gebraakt. Er is ook geen fotofobie (lichtschuwheid). Wegens het vermoeden van een ernstige sepsis laten wij patiënte met spoed opnemen in het dichtstbijzijnde ziekenhuis.

Follow-up Bij de acute opname zijn er niet direct nieuwe bevindingen. Men start onmiddellijk met intraveneuze antibiotica. Patiënte kijkt nog rustig televisie en leest nog wat, om op een normaal uur en zonder dat er klachten zijn bijgekomen te gaan slapen.

Tijdens de nachtelijke controles door de verpleegkundigen worden er geen bijzonderheden geconstateerd: patiënte slaapt rustig. Om ongeveer zes uur 's morgens treedt totaal onverwacht een epileptisch toeval op, waarna ze spontaan gedecerebreerd is!

Onmiddellijk wordt vervolgens een CT-scan van de hersenen gemaakt: deze toont hersenoedeem. Patiënte wordt nu met spoed naar een gespecialiseerde kliniek vervoerd, waar men direct een lumbaalpunctie verricht, die de diagnose van meningokokkenmeningitis bevestigt.

Patiënte overlijdt 24 uur later als gevolg van oedeem van de hersenstam.

Diagnose

Artritis van de pols als gevolg van een meningokokkenmeningitis

Bespreking

Deze casus met zeer tragische afloop is vooral leerzaam omdat een ogenschijnlijk banale griepachtige klacht, met toch enkele onverwachte verschijnselen (artritis van de pols en maculae) de (terecht gealarmeerde) huisarts ertoe aanzet verder en meer specifiek te gaan zoeken.

Petechiën bij een (licht) koortsige patiënt moeten altijd een zeer indringende alarmbel doen rinkelen.

Ondanks de afwezigheid van meningeale tekens en de ingestelde behandeling met antibiotica ontwikkelde patiënte toch een duidelijk, fulminant evoluerende bacteriële meningitis. Waarschijnlijk is de aandoening hematogeen begonnen, om zich later ter hoogte van de meninges te ontwikkelen. Meningokokkeninfecties bij adolescenten hebben de neiging om met minder duidelijke klinische symptomen, zoals hoge koorts en nekstijfheid, gepaard te gaan, zodat hier het risico van een laattijdige diagnose groter wordt.

8 Posterieure knieklachten bij een 78-jarige man, spontaan ontstaan na gymnastiek

Koos van Nugteren

Tijdens een gymles voor ouderen kreeg een 78-jarige man pijn aan de achterzijde van zijn rechterknie. Na de gymles en de daaropvolgende dagen liep hij mank en kon niet meer alternerend traplopen vanwege de pijn. Verder had hij het gevoel dat er vocht in de knie zat.

Toen na een week rust de situatie nog onveranderd was en hij ook wat last van zijn rechterheup begon te krijgen, besloot hij zijn huisarts te bezoeken die hem doorverwees naar de fysiotherapeut voor een diagnostisch consult.

Status praesens

Patiënt heeft in rust geen pijn, tijdens wandelen een beetje pijn en tijdens traplopen veel pijn.

Algemene palpatie

Er zijn geen temperatuurverschillen en er is geen zwelling waarneembaar.

Inspectie

Patiënt loopt in lichte mate mank met een verkorte steunfase op zijn aangedane rechterbeen. Lopen op de tenen is zonder problemen mogelijk. Traplopen – met name alternerend traplopen – is echter nauwelijks mogelijk; patiënt vermijdt tijdens traplopen voldoende buiging van de knie.

Het betreft een rigide man met forse kyfose wegens een doorgemaakte M. Scheuermann.

Functieonderzoek

– Er is sprake van een lichte hydrops.

- Passieve bewegingen: geen bijzonderheden.
- Ligamenttesten: geen bijzonderheden.
- Weerstandstesten: geen bijzonderheden.
- Meniscustesten: geen bijzonderheden.

Het heuponderzoek en rugonderzoek tonen rigide gewrichten, maar bij het onderzoek wordt geen herkenbare pijn geprovoceerd.

Palpatie

Uitgebreide palpatie van de knie provoceert nergens herkenbare pijn.

Toegevoegde test

Alleen wanneer ik patiënt vraag om langzaam een traptrede op te stappen met zijn aangedane been en vervolgens achterwaarts af te stappen beginnend met zijn gezonde been, wordt hevige pijn geprovoceerd aan de achterzijde van zijn knie. De pijn wordt alleen gevoeld als het been vol belast wordt en tussen circa 15 en 25 graden gebogen is. Er is dus sprake van een soort painfull arc.

Interpretatie

Vermoedelijk is hier *geen* sprake van een letsel van spieren, pezen of banden maar van het gewrichtskraakbeen; alleen wanneer het gewricht onder een hoek van circa 20 graden vol belast wordt, voelt de patiënt pijn. Aangezien de pijn aan de achterzijde wordt gevoeld, bevindt het letsel zich waarschijnlijk aan de posterocaudale zijde van een van de femurcondylen, het deel dat bij circa 20 graden flexie articuleert met de tibia.

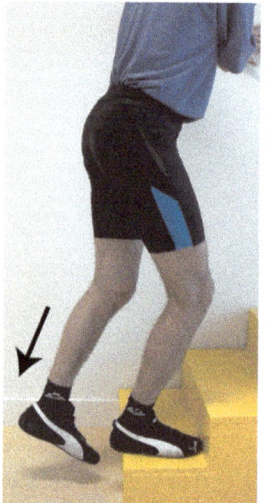

Figuur 8-1
Tijdens op- en afstappen wordt pijn geprovoceerd als de aangedane rechterknie (vol belast) 15-25 graden gebogen is.

Diagnose

Kraakbeenletsel van een van de femurcondylen

Therapie

Conservatief

Een kraakbeenletsel herstelt vrijwel nooit volledig: het gewrichtskraakbeen kan namelijk niet meer *regenereren*. Wel ontstaat na een letsel van gewrichtskraakbeen een *reparatieproces*. Hierbij wordt het aangedane gewrichtsoppervlak opgevuld met fibrocartilagineus weefsel dat weliswaar gelijkenissen vertoont met hyalien gewrichtskraakbeen, maar niet volledig overeenkomt. Hoewel dit reparatieweefsel minder sterk is dan het oorspronkelijke gewrichtskraakbeen, hoeft de patiënt hiervan geen proble-

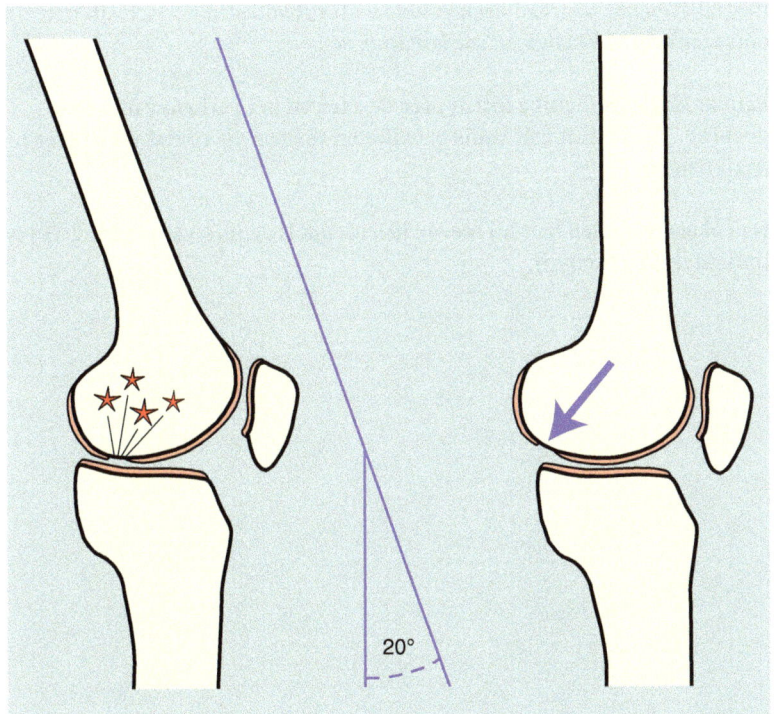

Figuur 8-2
Het letsel bevindt zich vermoedelijk aan de posterocaudale zijde van een van de femurcondylen, het deel dat bij circa 20 graden flexie articuleert met de tibia. Als de knie gestrekt is, bevindt het letsel zich aan de achterzijde van het kniegewricht (pijl).

men te ondervinden. Dit hangt af van de grootte van het letsel en de mate waarin de knie belast wordt in het dagelijks leven. Men kan het genezingsproces stimuleren door het gewricht veelvuldig licht belast te laten bewegen, zonder dat hierbij pijn optreedt. Ook is het verstandig het gewricht veelvuldig te belasten *rondom* de plaats van het letsel.

Enkele mogelijkheden hiervoor:
- onbelast bewegen met het been;
- fietsen (!);
- wandelen, beginnend met kleine passen;
- stepapparaten, waarbij slechts een licht buigen van de knie wordt gevraagd;
- stepoefeningen met een in hoogte variërend stepbankje.

Het 'genezingsproces' duurt, afhankelijk van de grootte van het letsel weken tot vele maanden. Bij grote kraakbeenletsels kan men blijvend klachten houden.

Operatief

Jonge sporters die ook op lange termijn veel hinder ondervinden van een kraakbeendefect, kunnen worden geopereerd. Hiervoor bestaan allerlei mogelijkheden, waarvan geen enkele leidt tot volledig herstel van het oorspronkelijke kraakbeen *(zie hoofdstuk 8a)*.

Patiënt krijgt duidelijke uitleg over de aard en het verloop van de aandoening. Hij besluit zelf thuis oefeningen te doen en vooral veelvuldig te gaan fietsen.

Follow-up Na enkele maanden belt hij me op: geleidelijk is de pijn verminderd. Hij is inmiddels klachtenvrij.

8a Addendum: kraakbeenletsel en posttraumatische artrose bij sporters

Koos van Nugteren

Sport: gezond of schadelijk?

Wisselende belasting is goed voor de voeding en kwaliteit van gewrichtskraakbeen. Voldoende lichaamsbeweging is dan ook een voorwaarde om de kwaliteit van het kraakbeen te onderhouden. Een aanzienlijk deel van de bevolking krijgt lichaamsbeweging door het beoefenen van een of andere vorm van sport. Tijdens sportactiviteiten kunnen echter ook blessures ontstaan. De vraag is wat de optimale dosering is voor sporten: wanneer is sprake van gezonde lichaamsbeweging en wanneer is sprake van overbelasting met risico op beschadiging van de gewrichten?

Gewrichtsletsel door sport

Bij diverse sportactiviteiten – denk vooral aan contactsporten als voetbal – loopt men gevaar gewrichtsletsel op te lopen. Wanneer sprake is van kraakbeenletsel, ontstaat er een verhoogd risico op vervroegde artrose. Er kunnen tijdens sportactiviteiten ook andere gewrichtsletsels optreden, zoals ligamentletsel, intra-articulaire botbreuken of meniscusletsel. Voor al deze gevallen geldt dat daarna het hyaliene kraakbeen kwetsbaarder is; de verhoogde kwetsbaarheid kan op den duur leiden tot beschadigingen en uiteindelijk tot gewrichtsartrose. De tijd tussen het moment van trauma en het optreden van artrose van het gewricht is zeer variabel. Wel is duidelijk dat *posttraumatische* artrose op gemiddeld jongere leeftijd begint dan niet traumatisch veroorzaakte artrose.

> Brown et al. (2006)[1] onderzochten hoe vaak artrose het gevolg is van een trauma uit het verleden. Bij heupartrose kon slechts 1,6% van de gevallen worden verklaard door een trauma in het verleden. In geval van de knie was dit 9,8% en bij de enkel 79,5%.
> Enkelartrose wordt dus meestal voorafgegaan door een trauma en moet dan beschouwd worden als secundaire artrose.[2] Dit in tegenstelling tot heup- en knieartrose die vermoedelijk meestal 'primair' zijn; althans in geval van een knie- of heupartrose is in de meeste gevallen geen traumatische oorzaak bekend.

Rustige sporten

Levenslange deelname aan relatief rustige sporten is veilig voor de gewrichten; voorbeelden hiervan zijn wandelen, fietsen, goed gedoseerde fitness, joggen en dergelijke.[3] Opmerkelijk hierbij is dat personen die hun gewrichten veel belast hebben op een relatief veilige manier, weliswaar osteofyten kunnen krijgen (het gewricht verbreedt zich) maar daar geen last van hebben.[4] Voorwaarde voor een veilige sport is dat er geen explosieve krachten en ook geen torsiekrachten inwerken op het gewricht.

Hardlopen

Dierproeven (bij honden) tonen dat veelvuldig hardlopen geen verhoogd risico geeft op artrose. Wel worden er veranderingen in het kraakbeen waargenomen, maar deze lijken eerder een functionele aanpassing aan de verhoogde belasting dan een teken van degeneratie. Matig hardlopen (overeenkomend met joggen bij mensen) leidde bij dierproeven zelfs tot een verdikking van het kraakbeen.[5]

Verschillende onderzoeken tonen geen verschil tussen hardlopers en niet-hardlopers wat betreft het ontstaan van een symptomatische artrose.[6] Wel worden in enkele onderzoeken bepaalde radiografische symptomen van artrose gevonden; het gaat hierbij vooral om osteofyten;[7,8] men moet zich hierbij realiseren dat osteofyten niet altijd samengaan met kraakbeendegeneratie. Soms moeten osteofyten gezien worden als een functionele aanpassing aan een verhoogde belasting van het gewricht; het gewricht verbreedt zich. Hardlopers onderscheiden zich in gunstige zin van niet-hardlopers wat betreft de botdichtheid; hardlopers blijken een hogere botdichtheid te hebben.[7] In die relatief zeldzame gevallen dat toch een vervroegde artrose optreedt, is meestal sprake van abnormale anatomische verhoudingen, bijvoorbeeld O-benen.

Wandelen, joggen en recreatief hardlopen kan men beschouwen als veilige sportactiviteiten en vermoedelijk remmen zij zelfs vroegtijdige kraakbeendegeneratie.

Explosieve sporten

Een kortdurende grote krachtsinwerking op een getordeerd gewricht is riskant voor het gewrichtskraakbeen; hierbij kan gemakkelijk kraakbeenletsel optreden[9] met op latere leeftijd verhoogd risico op artrose.[10] Risicosporten zijn onder andere rugby, voetbal, squash en basketbal *(tabel 8a-1)*.

> Kraakbeen is zeer sterk; tijdens hardlopen kunnen krachten op het kraakbeen ontstaan van 10 N/mm². Dat is 100 kg per cm². Men vermoedt dat bij een eenmalig trauma ruim 250 kg/cm² nodig is om beschadiging van het kraakbeen te veroorzaken.[3] Gebleken is dat bij grotere krachten

Tabel 8a-1	Risico op gewrichtsletsel.[3]	
laag risico	**gemiddeld risico**	**hoog risico**
zwemmen	wielrennen	voetbal
fietsen	wedstrijdroeien	rugby
golf	schaatsen	tennis (enkel)
wandelen	rotsklimmen	squash
aquarobics	gewichtheffen	sprinten
tai chi	skaten	handbal
callanetics	snelwandelen	volleybal
skiën	tafeltennis	basketbal
roeien	paardrijden	hockey
joggen		

Bron: naar Buckwalter (2003)[3]

kraakbeencellen afsterven. De tolerantie van kraakbeen tegen langdurig repeterende belastingen is vermoedelijk minder dan 250 kg/cm².[3] Dit geldt ook voor krachtsinwerkingen die zeer *snel* inwerken op het kraakbeenoppervlak;[11] hierdoor kunnen gemakkelijker fissuren ontstaan. Inflammatoire gewrichten zijn kwetsbaarder dan gezonde gewrichten; in kraakbeen van inflammatoire gewrichten kunnen zelfs al fissuren ontstaan bij fysiologische belastingen zoals wandelen.[11] In geval van een actieve pijnlijke artritis kan men dus beter even – relatieve – rust houden.

Kraakbeenletsels

Ieder kraakbeenletsel betekent een blijvende onderbreking van gezond hyalien kraakbeen en geeft verhoogd risico op artrose. De vorige patiëntencasus toont een geval van een klein kraakbeenletsel, opgelopen tijdens de gymles. Kleine focale kraakbeenletsels hoeven niet altijd blijvende klachten op te leveren. Na verloop van tijd kan de onderbreking in het gewrichtsoppervlak worden opgevuld door vezelig (fibrocartilagineus) kraakbeen dat tot op zekere hoogte de functie van het hyalien kraakbeen overneemt. Vezelig kraakbeen heeft echter niet dezelfde structuur en mechanische eigenschappen als hyalien kraakbeen. Daarom is vezelig reparatiekraakbeen minder goed belastbaar en degenereert het sneller dan gezond hyalien kraakbeen; voor kleine focale letsels die weinig belast worden hoeft dit overigens niet altijd nadelige consequenties te hebben. Echter: hoe groter het letsel des te groter is de kans op recidief.

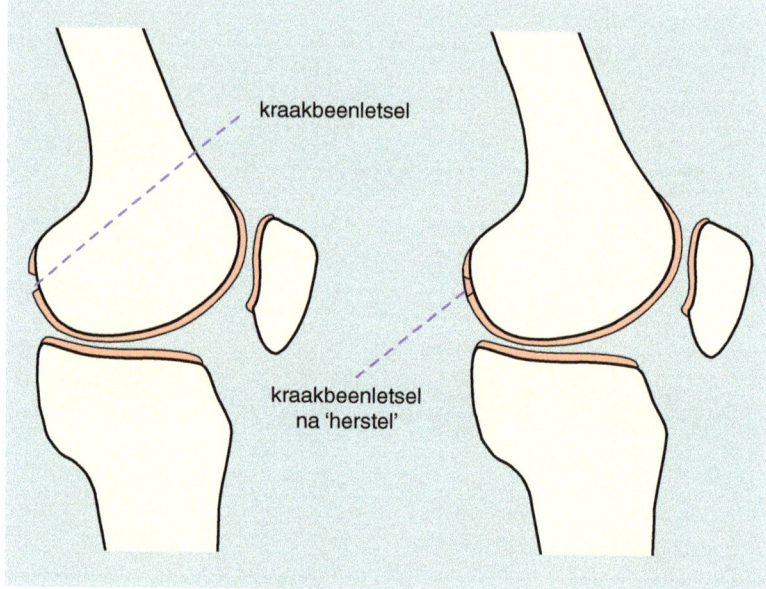

Figuur 8a-1
Een klein focaal kraakbeenletsel dat weinig belast wordt, hoeft niet altijd nadelige gevolgen te hebben.

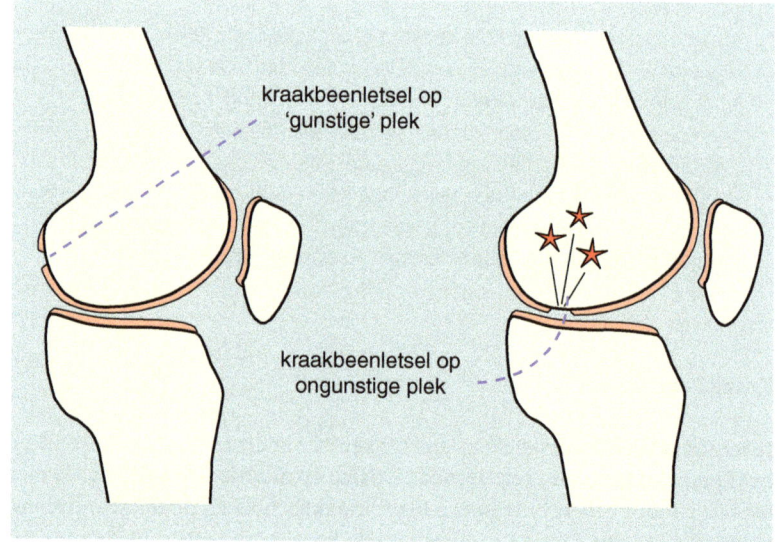

Figuur 8a-2
Twee kraakbeenletsels: het letsel op de posterieure zijde van de femurcondyl wordt relatief weinig belast. Het letsel op de distale zijde van de femurcondyl wordt relatief zwaar belast en heeft een veel ongunstiger prognose.

Niet altijd vormt zich mooi 'reparatiekraakbeen' na een kraakbeenletsel;

wanneer geen reparatiekraakbeen wordt aangemaakt dan blijft er een 'gat' in het gewrichtsoppervlak; het aangrenzende hyaliene kraakbeen wordt dan abnormaal belast, zodat kraakbeendegeneratie versneld plaatsvindt. De kans op posttraumatische artrose van het gehele gewricht is na een dergelijk kraakbeenletsel dus relatief groot.

Conservatieve therapie

Na een klein kraakbeenletsel is de beste procedure: een korte periode rust en vervolgens gedoseerd opbouwen van de belasting. Dit blijkt beter kraakbeen op te leveren dan langdurige rust, langdurige immobilisatie, of juist te snel weer gaan sporten met een beschadigd en pijnlijk gewricht.[12]

In geval van een klein focaal kraakbeenletsel is het dus verstandig het aangedane deel van het gewricht eerst onbelast, en daarna licht belast, veel te bewegen. Beweging stimuleert het circuleren van de voedende synoviale vloeistof binnen het gewricht, zodat diffusie van voedingsstoffen gemakkelijker kan plaatsvinden. In geval van de heup, knie en enkel is fietsen dus een goede optie. Zodra het vol belasten van het gewricht mogelijk is, is regelmatig wandelen een goede mogelijkheid. De opbouw naar sportspecifieke training en terugkeer naar het sportveld kan vele maanden in beslag nemen.

Artroscopische behandeling

Artroscopische behandeling kan worden toegepast wanneer conservatieve maatregelen onvoldoende helpen of wanneer er toch al een artroscopie nodig is vanwege andere redenen, bijvoorbeeld om een kruisbandruptuur vast te stellen (of uit te sluiten). Tijdens een artroscopie kan gemakkelijk de lokalisatie en ernst van het kraakbeenletsel worden vastgesteld. Gebruikelijk is om direct enkele therapeutische handelingen uit te voeren: losse stukken kraakbeen worden verwijderd en randen van het defect worden netjes bijgewerkt (débridement). Soms zijn deze maatregelen voldoende en kan verder conservatief beleid gevolgd worden. Dikwijls zijn er echter aanvullende therapeutische maatregelen nodig om verder herstel van het defect te stimuleren. Hiervoor bestaan diverse mogelijkheden.

Opboren

Op plaatsen waar het kraakbeen tot op het subchondrale bot is verdwenen, wordt het subchondrale bot met dunne boortjes opgeboord; dit veroorzaakt kleine bloedinkjes vanuit het gevasculariseerde botweefsel. Men hoopt dat cellen vanuit het beenmerg zich verplaatsen naar het botoppervlak en daar transformeren tot kraakbeencellen die nieuw kraakbeenweefsel aanmaken. Gebleken is echter dat het oorspronkelijke hyaliene kraakbeen niet hersteld wordt; wel vormt zich fibrocartilagineus weefsel dat minder goed bestand is tegen piekbelastingen (bij sporten) dan hyalien kraakbeen.

Microfracture techniek

Een meer recente ontwikkeling is de zogenoemde microfracture techniek, waarbij artroscopisch 'subchondrale' microfracturen in het bot worden gemaakt *(figuur 8a-3)*; men gebruikt hiervoor een priem.[13] Het doel hiervan is hetzelfde als bij de techniek van het opboren.

Transplantatie van kraakbeen

Bij het transplanteren van lichaamseigen kraakbeen[14,15] wordt eerst hyalien kraakbeen verwijderd van een plek op een gewrichtsoppervlak dat weinig belast wordt. Vervolgens wordt dit kraakbeen getransplanteerd naar het kraakbeendefect. Omdat er verschillende stukjes lichaamseigen kraakbeen in het defect worden gelegd, spreekt men van een mozaïektransplantatie. Het beoogde voordeel ten opzichte van opboren en de microfracture techniek: het kraakbeendefect wordt nu deels opgevuld met *hyalien* kraakbeen.

Transplantatie van kraakbeencellen

De meest recente ontwikkeling is het implanteren van eigen kraakbeencellen op de plaats van het kraakbeendefect. De kraakbeencellen worden geoogst uit het lichaam van de patiënt en vervolgens buiten het lichaam opgekweekt en vermenigvuldigd. Daarna worden de cellen in het defect teruggeplaatst. Een probleem is echter de kraakbeencellen netjes op de plek van het defect te houden.

Transplantatie van kraakbeencellen in een biologische drager

Een veelbelovende ontwikkeling is het transplanteren van lichaamseigen kraakbeencellen in een biologische drager[16] van collageen. De lichaamseigen kraakbeencellen worden buiten het lichaam opgekweekt, vermenigvuldigd en vervolgens in een soort 'spons' van collageen ingebracht; deze spons wordt getransplanteerd naar het kraakbeendefect. Het voordeel is dat de spons met kraakbeencellen goed gefixeerd kan worden op de aangedane plek. Na anderhalf jaar blijkt de patiënt subjectief even goed hersteld als na een microfracture operatie, maar de structuur van het kraakbeen blijkt beter van kwaliteit te zijn. De verwachting is dan ook dat op lange termijn gezonder kraakbeen resteert.

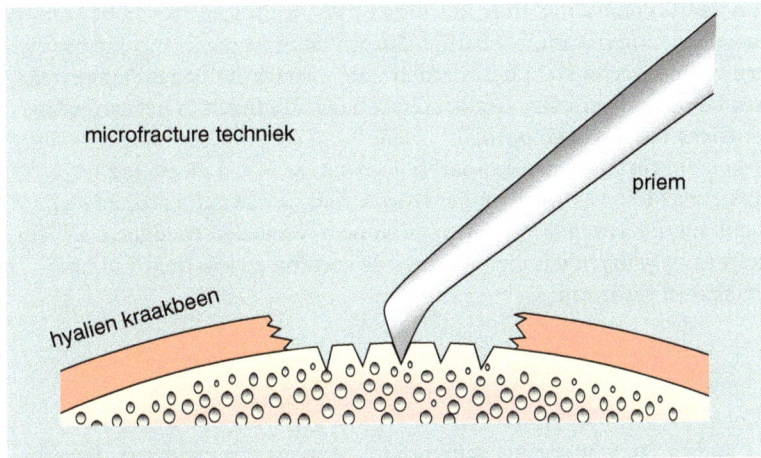
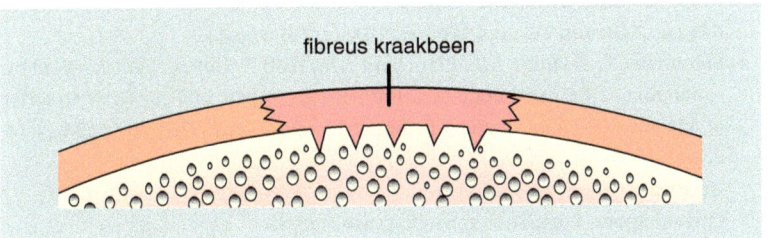

Figuur 8a-3
Bij de microfracture techniek worden artroscopisch microfracturen in het subchondrale bot gemaakt met behulp van een priem. Hierdoor vormt zich gemakkelijker fibreus kraakbeen dat zich bovendien kan verankeren in de fractuurgaten (naar Mithoefer, 2005).[13]

Preventieve maatregelen

Maatregelen die men kan nemen om het risico op gewrichtsletsel en daarmee posttraumatische artrose te minimaliseren zijn onder andere (Buckwalter 2003):[3]
- sporten beoefenen die een laag risico op gewrichtsletsel geven (*zie tabel 8a-1*);
- goed materiaal gebruiken, bijvoorbeeld schokabsorberend schoeisel;
- voor een goede spierkracht zorgen; die is nodig om krachten op te vangen die anders door de gewrichten moeten worden geabsorbeerd;
- voor een goede conditie zorgen om letsels als gevolg van vermoeidheid te voorkomen;
- voor een gezond lichaamsgewicht zorgen;
- het type sport of sportactiviteit variëren om blessures door te frequent herhaalde belasting op de gewrichten te voorkomen.

Conclusie

Personen die bepaalde explosieve sporten beoefenen lopen een verhoogd risico op het krijgen van artrose. Huidige inzichten tonen dat dit risico het gevolg is van gewrichts*letsel*, al of niet van het kraakbeen zelf. Het risico wordt *niet* veroorzaakt door de regelmatige fysieke activiteit. Vooral sporten waarbij plotseling grote krachten op een getordeerd gewricht kunnen inwerken, zijn riskant. Niet altijd kan een oud-topsporter met artrose zich een trauma herinneren; het is echter zeer waarschijnlijk dat de meesten van hen in het verleden niet-herkende beschadigingen in het aangedane gewricht hebben opgelopen.[3]

Relatief rustige sporten, waarbij geen sprake is van plotseling hoge torsiekrachten, kan men zonder risico's voor de gewrichten beoefenen. Denk hierbij aan fietsen, roeien, zwemmen, wandelen en joggen. Er zijn zelfs aanwijzingen dat men hiermee de voeding en kwaliteit van het kraakbeen verbetert.

Literatuur

1 Brown TD, Johnston RC, Saltzman CL, Marsh JL, Buckwalter JA. Posttraumatic osteoarthritis: a first estimate of incidence, prevalence, and burden of disease. J Orthop Trauma 2006 Nov-Dec;20(10):739-44.
2 Saltzman CL, Salamon ML, Blanchard GM, Huff T, Hayes A, Buckwalter JA, Amendola A. Epidemiology of ankle arthritis: report of a consecutive series of 639 patients from a tertiary orthopaedic center. Iowa Orthop J 2005;25:44-6.
3 Buckwalter JA. Sports, joint injury, and posttraumatic osteoarthritis. J Orthop Sports Phys Ther 2003 Oct;33(10):578-88.
4 Buckwalter JA, Martin JA. Sports and osteoarthritis. Curr Opin Rheumatol 2004 Sep;16(5):634-9.
5 Kiviranta I, Tammi M, Jurvelin J, Säämänen AM, Helminen HJ. Moderate running exercise augments glycosaminoglycans and thickness of articular cartilage in the knee joint of young beagle dogs. J Orthop Res 1988;6(2):188-95.
6 Panush RS, Schmidt C, Caldwell JR, Edwards NL, Longley S, Yonker R, Webster E, Nauman J, Stork J, Pettersson H. Is running associated with degenerative joint disease? JAMA 1986 Mar 7;255(9):1152-4.
7 Lane NE, Bloch DA, Hubert HB, Jones H, Simpson U, Fries JF. Running, osteoarthritis, and bone density: initial 2-year longitudinal study. Am J Med 1990 May;88(5):452-9.
8 Spector TD, Harris PA, Hart DJ, Cicuttini FM, Nandra D, Etherington J, Wolman RL, Doyle DV. Risk of osteoarthritis associated with long-term weight-bearing sports: a radiologic survey of the hips and knees in female ex-athletes and population controls. Arthritis Rheum 1996 Jun;39(6):988-95.
9 Buckwalter JA. Articular cartilage injuries. Clin Orthop Relat Res 2002 Sep;(402):21-37.
10 Kujala UM, Kaprio J, Sarna S. Osteoarthritis of weight bearing joints of lower limbs in former élite male athletes. BMJ 1994 Jan 22;308(6923):231-4. Erratum in: BMJ 1994 Mar 26;308(6932):819.
11 Kafka V. Surface fissures in articular cartilage: effect of pathological changes in synovial fluid. Clin Biomech (Bristol, Avon) 2002 Nov-Dec;17(9-10):713-5.
12 Buckwalter JA. Activity vs. rest in the treatment of bone, soft tissue and joint injuries. Iowa Orthop J 1995;15:29-42.

13 Mithoefer K, Williams RJ 3rd, Warren RF, Potter HG, Spock CR, Jones EC, Wickiewicz TL, Marx RG. Chondral resurfacing of articular cartilage defects in the knee with the microfracture technique. Surgical technique. J Bone Joint Surg Am 2006 Sep;88 Suppl 1 Pt 2:294-304.
14 Bouwmeester PS, Kuijer R, Homminga GN, Bulstra SK, Geesink RG. A retrospective analysis of two independent prospective cartilage repair studies: autogenous perichondrial grafting versus subchondral drilling 10 years post-surgery. J Orthop Res 2002 Mar;20(2):267-73.
15 Gudas R, Kalesinskas RJ, Kimtys V, Stankevicius E, Toliusis V, Bernotavicius G, Smailys A. A prospective randomized clinical study of mosaic osteochondral autologous transplantation versus microfracture for the treatment of osteochondral defects in the knee joint in young athletes. Arthroscopy 2005 Sep;21(9):1066-75.
16 Saris DB, Vanlauwe J, Victor J, Haspl M, Bohnsack M, Fortems Y, Vandekerckhove B, Almqvist KF, Claes T, Handelberg F, Lagae K, Bauwhede J van der, Vandenneucker H, Yang KG, Jelic M, Verdonk R, Veulemans N, Bellemans J, Luyten FP. Characterized chondrocyte implantation results in better structural repair when treating symptomatic cartilage defects of the knee in a randomized controlled trial versus microfracture. Am J Sports Med 2008 Feb;36(2):235-46.

9 Een 30-jarige fervente sporter met sinds anderhalf jaar bestaande, onbehandelbare pijn ter hoogte van de binnenenkel*

Marc Martens

Sinds anderhalf jaar klaagde een 30-jarige man over pijn ter hoogte van de linker binnenenkel. Vooral draaibewegingen – patiënt speelt basketbal – konden zeer pijnlijk zijn, maar in principe kon er bij elke beweging af en toe een kortdurende stekende pijn ontstaan. De klachten waren de laatste maanden vrijwel constant aanwezig en sporten was eigenlijk niet meer mogelijk. Soms was de pijn zo hevig, dat patiënt zijn aangedane enkel gedurende enkele seconden niet meer kon belasten. De zwelling ter hoogte van de voorzijde van de mediale malleolus die na het sporten ontstond en aanvankelijk steeds weer verdween, bleef de laatste weken onveranderd aanwezig. In de voorgeschiedenis waren enkele lichte enkeldistorsies, die echter nooit veel problemen hadden veroorzaakt.

Röntgenfoto's toonden geen afwijkingen. MRI toonde slechts een lichte hydrops van de enkel.

De behandeling bestond uit rust, niet-steroïde antiflogistica en verschillende fysiotechnische applicaties.

Inspectie

De mediale voorzijde van de enkel is licht gezwollen; verder zijn er geen afwijkingen zichtbaar.

Palpatie

De lokale huidtemperatuur is licht verhoogd ten opzichte van de niet-aangedane zijde. De zwelling voelt enigszins pasteus aan, wat past bij een chronische synovitis.

---

* Deze patiëntencasus betreft een bewerking van een eerder verschenen casus (EV 60) in *Orthopedische casuïstiek*.

Functieonderzoek

Extensie van de enkel is licht beperkt, matig pijnlijk en met een verhard eindgevoel.
De bewegingsuitslag is bij gestrekte en bij gebogen knie (mm. gastrocnemii zijn nu ontspannen) hetzelfde.
De overige bewegingen zijn normaal.

Interpretatie Er lijkt sprake te zijn van een chronische synovitis van de enkel, in het bijzonder aan de mediale zijde. De op de MRI zichtbare hydrops wijst in die richting en de lokale synovitis eveneens. De hevige, vaak kortdurende stekende pijn kan ook worden veroorzaakt door een corpus liberum. Dat werd echter niet waargenomen op de MRI.
Dat de extensie van de enkel zowel bij gestrekte als gebogen knie dezelfde beperking vertoont, wijst eveneens op een articulair probleem.

Voorlopige diagnose

Chronische synovitis met onbekende oorzaak

Therapie

Aangezien patiënt niet op conservatieve therapie heeft gereageerd, wordt besloten de chronische synovitis door middel van een artroscopische synovectomie te behandelen.
Tijdens de artroscopie vonden we tot onze verrassing een groot kraakbeenletsel ter hoogte van het distale deel van de malleolus medialis en tevens een gewrichtsmuis, alsmede een duidelijke synoviale reactie. Het letsel werd gedebrideerd en de gewrichtsmuis werd verwijderd. Ook werd een lokale synovectomie uitgevoerd.

Diagnose

Kraakbeenletsel ter hoogte van het distale deel van de malleolus medialis

Follow-up Patiënt krijgt een gipsspalk en gebruikt een week lang twee krukken. Daarna mag hij gedurende een week zonder de gipsspalk en met één kruk geleidelijk de belasting opvoeren.
Twee maanden na de ingreep begint patiënt met joggen en een maand later kan hij het basketballen hervatten, waarbij hij nog slechts af en toe 'in de verte' iets voelt.

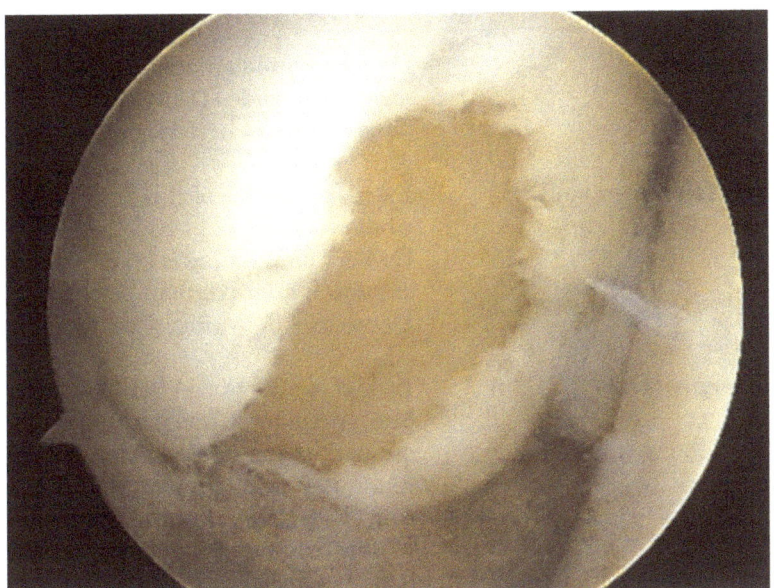

Figuur 9-1
Op deze artroscopische afbeelding is het kraakbeenletsel te zien na de shaving.

Bespreking

Behalve de stekende, onverwacht optredende pijn die op een corpus liberum wijst, mogelijk afkomstig van een kraakbeenbeschadiging, is er niets wat aan een dergelijk groot kraakbeendefect doet denken, zoals bij deze patiënt is aangetroffen. Ook de MRI-beelden waren negatief, wat nog eens bewijst, dat kraakbeenletsel niet altijd even eenvoudig aantoonbaar is.

Artroscopie is in gevallen als hiervoor de aangewezen diagnostische en therapeutische weg die men dient te bewandelen.

10 Een 64-jarige vrouw met sinds ruim een jaar bestaande mediale kniepijn*

Marc Martens

Langer dan een jaar geleden ontstond tamelijk plotseling, maar zonder trauma, pijn aan de mediale zijde van de rechterknie bij een 64-jarige vrouw. De pijn trad vooral op tijdens belasten van de knie. In de eerste maanden was ook sprake van nachtelijke pijn.

Patiënte raadpleegde haar huisarts, die niet-steroïde antiflogistica voorschreef. De pijn verminderde hierdoor wel, maar was nooit helemaal verdwenen. De laatste maanden had patiënte meer klachten en werd zij door haar huisarts naar ons verwezen.

Status praesens

Momenteel heeft patiënte vooral pijn als zij haar knie belast. De knie voelt soms dik aan, zonder dat de knie er echt dik uitziet. Af en toe heeft patiënte het gevoel door de knie te zakken, maar dit gebeurt niet echt.

Inspectie

Het rechter bovenbeen vertoont ten opzichte van het linkerbeen een lichte atrofie.

Algemene palpatie

De lokale huidtemperatuur is niet verhoogd, maar er is wel een lichte hydrops.

---

* *Deze patiëntencasus betreft een bewerking van een eerder verschenen casus (K62) in Orthopedische casuïstiek.*

Functieonderzoek

Het looppatroon is normaal. Hurken gaat moeizaam aan de aangedane zijde.
Passieve flexie is licht beperkt, extensie is volledig.

Specifieke palpatie

Ter hoogte van de mediale gewrichtsspleet is er drukpijn, maar niet duidelijk omschreven. Ook de laterale gewrichtsspleet is over het gehele traject drukgevoelig.

Interpretatie Het klachtenbeeld van deze patiënte is niet eenvoudig te interpreteren.
Het lijkt niet op een van de klassieke knieaandoeningen die men op oudere leeftijd kan krijgen; aanvullend onderzoek is derhalve noodzakelijk.

Aanvullend onderzoek

Conventioneel röntgenonderzoek toont een zeer geringe afplatting van de mediale femurcondyl met gelokaliseerde subchondrale osteolyse en enige sclerose. Het beeld doet sterk denken aan een beginnende avasculaire necrose van de mediale femurcondyl. Aanvullend wordt computertomografisch onderzoek uitgevoerd, dat de aandoening zeer duidelijk aantoont.

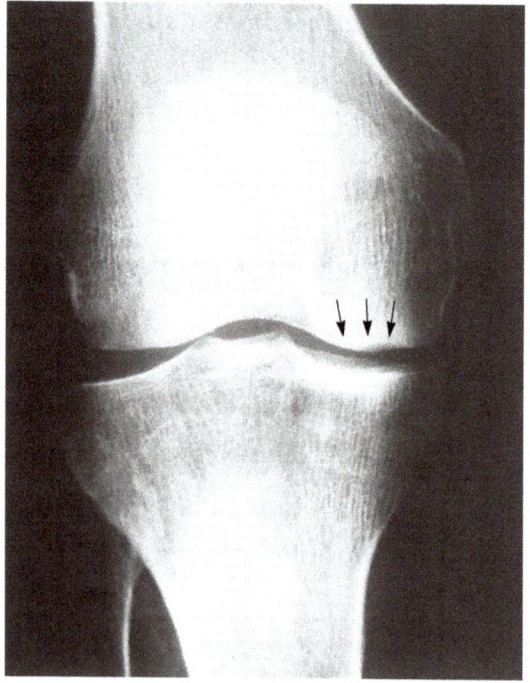

Figuur 10-1
De conventionele röntgenopname toont een zeer geringe afplatting van de mediale femurcondyl met gelokaliseerde subchondrale osteolyse en enige sclerose (pijlen).

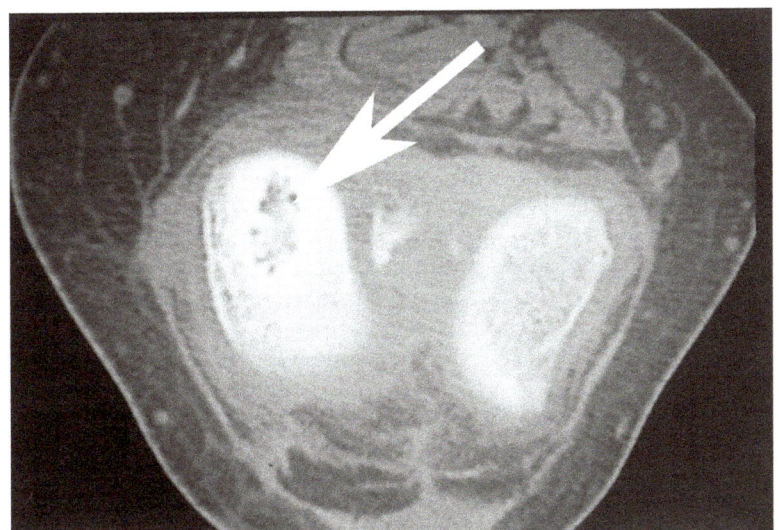

Figuur 10-2
Computertomografie toont een duidelijke ombouw van de mediale femurcondyl met sclerose en cystevorming: dit is kenmerkend voor avasculaire necrose.

Diagnose

Avasculaire necrose van de mediale femurcondyl met vermoedelijk beschadiging van het overliggende kraakbeen

Therapie

Patiënte wordt ervan op de hoogte gebracht dat het hier een zeldzame aandoening betreft, die in dit stadium beter medicamenteus onder controle gehouden kan worden. Het gevaar bestaat dat het bot verder zal inzakken en het overliggende kraakbeen in de loop van de tijd (verder) beschadigd zal raken en tot meer klachten zal leiden. Pas wanneer de klachten zo ernstig zijn dat patiënte alleen nog maar mank kan lopen en wanneer de medicatie geen verlichting meer geeft, is operatief ingrijpen geïndiceerd. De behandeling bestaat dan uit een unicompartimentele knieprothese.

Bespreking

Een avasculaire necrose van subchondraal bot leidt op den duur tot vormverandering van de gewrichtskop of -kom. De goede pasvorm van het gewricht wordt hierdoor aangetast en het gevolg is kraakbeenslijtage of beschadiging van kraakbeen. Het is een van de vele oorzaken van artrose. Berucht is vroegtijdige artrose van het *heup*gewricht bij personen die in hun vroege jeugd de ziekte van Perthes hebben gehad; dit is een avasculaire botnecrose van de heupkop.* Minieme vormveranderingen van de heupkop kunnen op latere leeftijd leiden tot artrose van het heupgewricht.

Deze casus behandelt een relatief zeldzame avasculaire necrose van de mediale femurcondyl. De behandeling van deze aandoening bij jonge mensen bestaat uit een artroscopisch débridement (verwijderen van aangetaste delen van het kraakbeen) en in geval van een varusknie, tevens een valgisatie-osteotomie teneinde de belasting op de mediale femurcondyl te verminderen *(figuur 10-3)*. De aandoening komt echter vooral voor bij mensen boven de zestig jaar, bij wie de unicompartimentele knieprothese de beste oplossing biedt.**

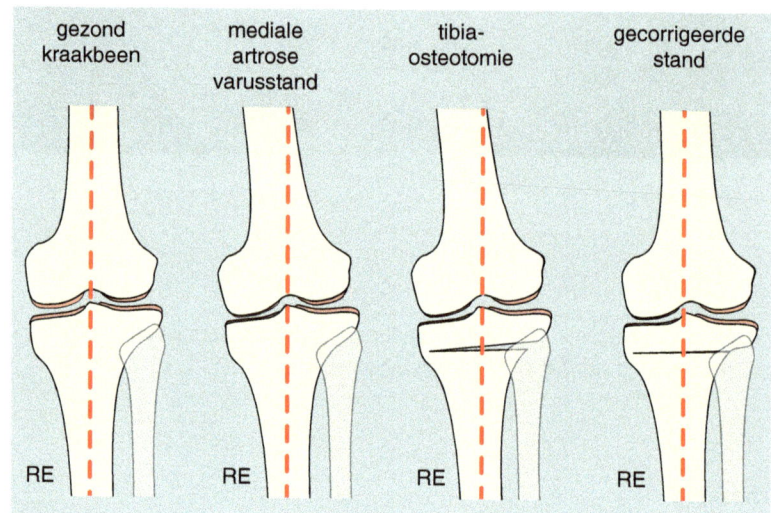

Figuur 10-3
In geval van een varusknie bestaat de behandeling uit een valgisatie-osteotomie teneinde de belasting op de mediale femurcondyl te verminderen.

---

* Uitgebreide informatie over dit onderwerp is te vinden in een eerder verschenen boek van Orthopedische casuïstiek: Kinderorthopedie; de kwetsbaarheid van het jeugdige skelet. Hoofdstuk 3. Koos van Nugteren, Dos Winkel.

** Meer informatie over dit onderwerp is te vinden in een eerder verschenen boek van Orthopedische casuïstiek: Onderzoek en behandeling van de knie. Hoofdstuk 7 en 7a. Koos van Nugteren, Dos Winkel.

11 Geleidelijk ontstane pijn aan de anterieure zijde van beide knieën bij een 74-jarige sportieve man

Koos van Nugteren

Heel geleidelijk kreeg een 74-jarige man pijn rond zijn beide patellae, links meer dan rechts. Hij voelde de pijn vooral als hij veel aan lichaamsbeweging had gedaan; hij speelde twee keer per week golf en deed regelmatig aan nordic walking. Na een jaar begon hij ook nachtelijke kniepijn te krijgen. Deze pijn was anders van karakter en trad alleen op in zijn *linker*knie als hij langdurig op zijn rug in bed lag. Als hij veel knieklachten had, ontstond ook pijn in zijn linkerbovenbeen en soms ook in zijn linkerbil. Verder bemerkte hij dat als hij langdurig in de stoel zat met zijn knieën gebogen, hij de neiging had beide knieën te strekken.

Toen zijn omgeving opmerkte dat hij enigszins mank ging lopen, besloot hij de huisarts te raadplegen. Deze liet röntgenfoto's maken van beide knieën. De foto's toonden een lichte patellofemorale artrose en een kleine osteofyt aan de bovenpool van de patella. Patiënt werd vervolgens doorverwezen naar de fysiotherapeut voor retropatellaire knieklachten. Patiënt heeft al enkele jaren een totale heupprothese aan de rechterzijde. Een controleafspraak bij zijn orthopeed – een half jaar geleden – toonde een goede stand van de heupprothese. Bij deze afspraak werd tevens een röntgenfoto van zijn linkerheup gemaakt. De kwaliteit van de linkerheup was nog goed genoeg aldus patiënt.

Er is geen sprake van een trauma in het verleden.

Status praesens

Patiënt heeft enkele weken niet gesport en heeft op het moment van het onderzoek geen pijn.

Inspectie

In stand valt op dat zijn linkerknie zich iets vóór de rechterknie bevindt; de knie is licht geflecteerd.

Er is geen zwelling waarneembaar.

Figuur 11-1
De foto's toonden een lichte patellofemorale artrose en een kleine osteofyt aan de bovenpool van de patella.

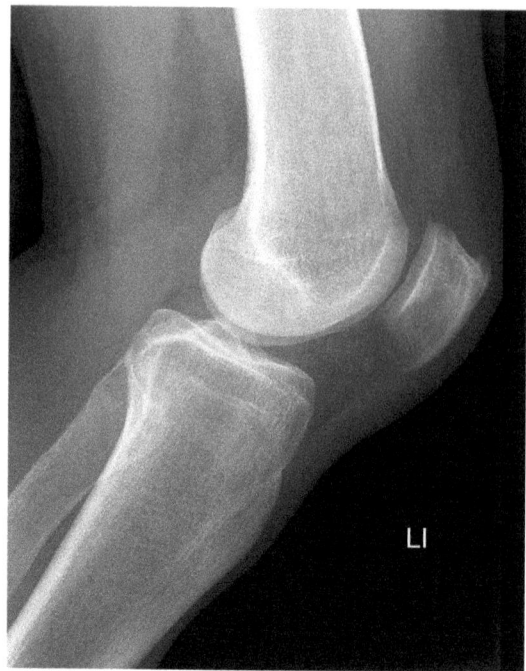

Looppatroon: patiënt loopt met licht gebogen knieën, maar mankt niet op het moment van het onderzoek.

Algemene palpatie

Er is geen temperatuurverschil waarneembaar.

Functieonderzoek

- Er is een zeer lichte hydrops beiderzijds, rechts meer dan links.
- Patiënt kan goed op zijn hurken zitten; er is dus geen flexiebeperking.
- De decline squattest* is licht positief.
- De rest van het functieonderzoek is voor beide knieën negatief.

Interpretatie De beide kniegewrichten vertonen slechts lichte tekenen van pathologie. Alleen de zeer lichte hydrops en de licht positieve decline squattest met anterieure kniepijn wijzen op patellofemorale irritatie. Vreemd daarbij is

---

* Bij de decline squattest maakt de patiënt een kniebuiging terwijl de hielen van de patiënt zich op een verhoging bevinden. Men kan ook gebruikmaken van een speciaal schuin (decline-squat) plankje. De m. quadriceps contraheert krachtig tijdens deze test. De test wordt toegepast voor de anterieure structuren van de knie, inclusief de patella.

dat de hydrops van de rechterknie duidelijker is dan die van de – pijnlijker – linkerknie.

Ik besluit de beide heupen te onderzoeken, rekening houdend met het feit dat het rechterheupgewricht bestaat uit een endoprothese.

Functieonderzoek linkerheup

- De endorotatie is fors beperkt.
- De flexie is eveneens fors beperkt; er is circa 100 graden flexie mogelijk. Geforceerde flexie provoceert herkenbare pijn in het linkerbovenbeen en de -knie.
- De abductie is matig beperkt.
- De extensie is licht beperkt.

Het functieonderzoek van de rechterheup toont de normale beweeglijkheid en kracht van een heup met een endoprothese. Er wordt hierbij ook geen pijn geprovoceerd.

Interpretatie

Het functieonderzoek van de linkerheup toont een duidelijke symptomatische heupartrose. Hiermee wordt de pijn in linkerbil, -bovenbeen en -knie verklaard als patiënt gesport heeft. De nachtelijke pijn – in ruglig – wordt veroorzaakt door de lichte eindstandige extensiebeperking; in ruglig bevindt de heup zich immers voortdurend in extensie. De lichte flexie van de knie tijdens de inspectie (de linkerknie bevindt zich vóór de rechterknie) wordt eigenlijk veroorzaakt door een lichte flexiestand van de heup; patiënt gaat onbewust in deze houding staan vanwege de eindstandige extensiebeperking van de heup. Dit verklaart eveneens de licht gebogen knieën tijdens het lopen.

Misschien wordt de lichte anterieure kniepijn mede veroorzaakt door het lopen met licht gebogen knieën. Hierdoor kan immers patellofemorale overbelasting ontstaan. Deze patellofemorale overbelasting verklaart dan eveneens waarom *langdurig zitten* met een gebogen been pijnlijk is; de patella wordt in zit met gebogen benen immers tegen het femur getrokken door de tonus van de m. quadriceps (*figuur 11-2*).

De röntgenfoto die een half jaar geleden is gemaakt van de linkerheup toonde nog geen ernstige artrose. Het functieonderzoek toont in dit geval dus eerder een symptomatische heupartrose dan de röntgenfoto.

Aanvullend onderzoek

Er wordt opnieuw een röntgenfoto gemaakt. Deze toont subchondrale sclerose en kraakbeenverlies; met andere woorden: er is sprake van artrose.

Figuur 11-2
De patella wordt in zit met gebogen benen tegen het femur getrokken door de tonus van de m. quadriceps.

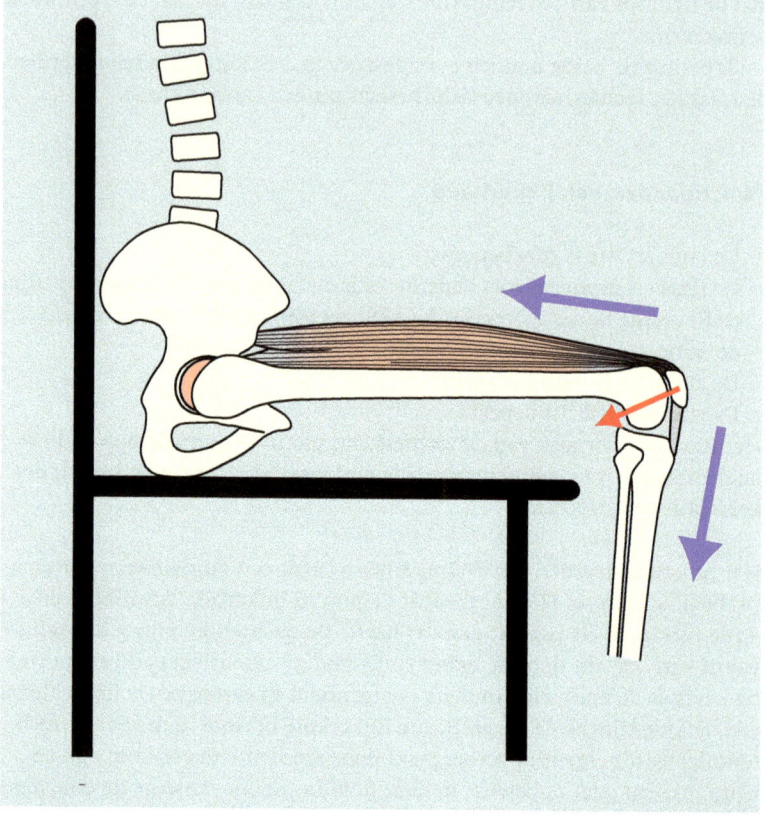

Figuur 11-3
De conventionele voor-achterwaartse röntgenfoto van beide heupen toont aan de linkerzijde subchondrale sclerose (pijl) en kraakbeenverlies.

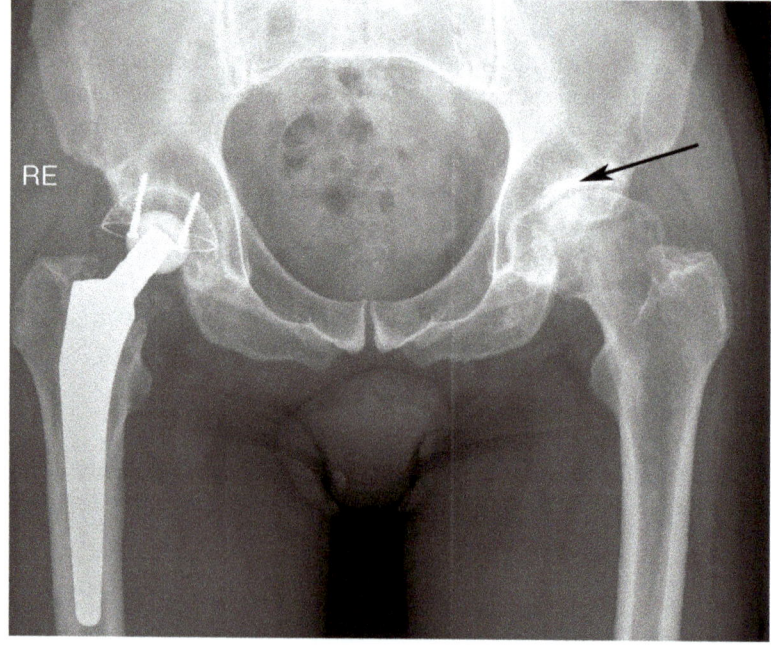

> **Diagnose**
>
> Coxartrose links en secundair lichte patellofemorale artrose

Therapie

Conservatieve therapie bestaat uit:
1 Een goede afwisseling tussen gedoseerd belasten en ontlasten van de heup in het dagelijks leven; fietsen en zwemmen zijn goede mogelijkheden om de heup regelmatig licht te belasten.
2 Gebruik van medicatie (zie de inleiding van dit boek).
3 Oefentherapie, waarbij tracties, passieve mobilisaties en spierrekkingen worden toegepast. Nadruk ligt op tractie en mobilisering van de extensie.*
4 Krachttraining van de been- en heupspieren, vooral van de extensoren.
5 Duurtraining in de vorm van fietsen en – indien pijnloos mogelijk – wandelen met een stok in de heterolaterale hand.

Deze patiënt wacht de resultaten van oefentherapie niet af: hij heeft namelijk zeer goede ervaringen met de operatie van de rechterheup en besluit terug te gaan naar de orthopedisch chirurg die hem de vorige keer heeft behandeld. Na overleg met hem wordt besloten om ook de linkerheup te opereren; dit gebeurt ongeveer een half jaar later.** De revalidatie verloopt voorspoedig. Enkele maanden na de operatie zijn de been- en kniepijn volledig verdwenen.

Bespreking

Deze casus toont een idiopathische *primaire* artrose van het linkerheupgewricht. Opvallend vaak blijkt dat oudere patiënten met onbegrepen knieklachten heupartrose hebben. Het is dan ook van belang om bij onbegrepen klachten in de benen, tevens de heupen en zo nodig de rug te onderzoeken. Complicerende factor bij deze casus was secundaire retropatellaire kniepijn aan *beide* zijden, pijn die vermoedelijk een gevolg was van het veranderde looppatroon door de heupartrose links.

---

* Uitgebreide informatie over dit onderwerp is te vinden in een eerder verschenen boek van *Orthopedische casuïstiek: Onderzoek en behandeling van de heup.*
** Uitgebreide informatie over de revalidatie na een total hipoperatie is te vinden in een eerder verschenen boek van *Orthopedische casuïstiek: Onderzoek en behandeling van de heup, hoofdstuk 2b.*

Figuur 11-4
Conventionele röntgenfoto van de linkerheup, genomen op de verkoeverkamer, direct na de operatie.

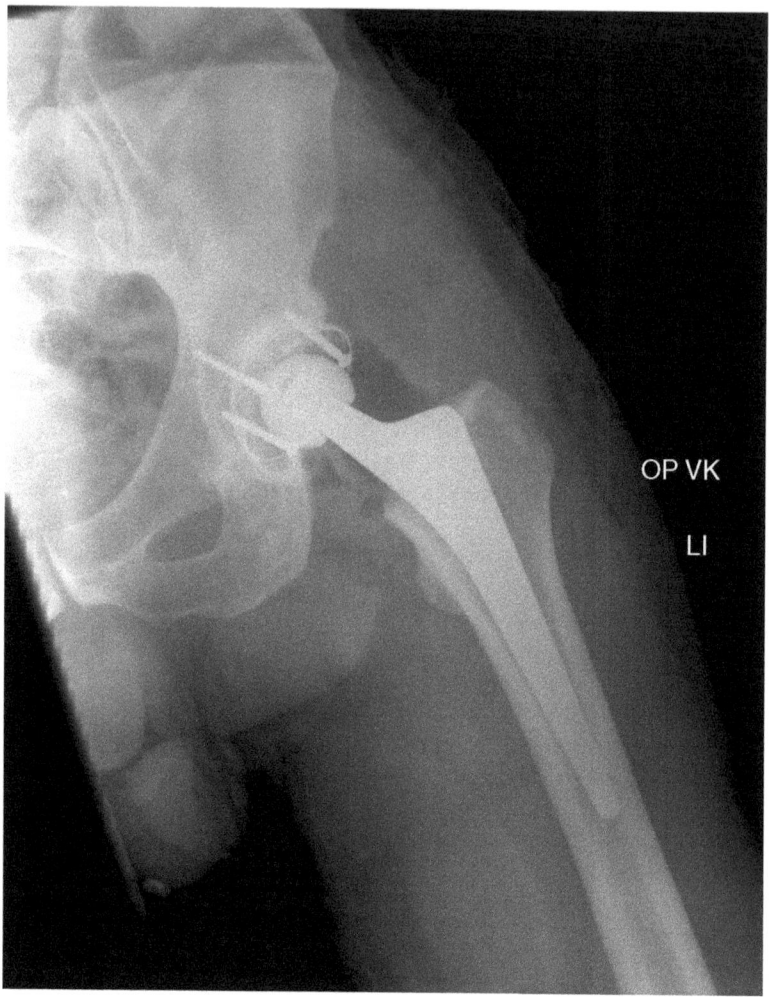

11a Addendum: diagnostiek bij artrose van heup en knie

Koos van Nugteren

Inleiding

Artrose van heup- en kniegewrichten komt veel voor bij ouderen. Wanneer sprake is van ernstige artrose dan heeft dit grote gevolgen voor de kwaliteit van het leven van de betrokken patiënt; de loopafstand wordt klein vanwege pijn in het aangedane gewricht. Niet zelden besluit men tot een operatie waarbij een endoprothese wordt geplaatst. Aangezien dit een ingrijpende operatie betreft, is het van groot belang een betrouwbare diagnose te kunnen stellen.

Heupartrose

Klinische bevindingen

Bij heupartrose gelden vrijwel altijd de volgende klinische bevindingen:
- Patiënt is ouder dan 60 jaar.
- Klachten bestaan langer dan drie maanden.
- Zitten verergert de pijn *niet*.
- Er is sprake van drukpijn ter plaatse van het ligamentum inguinale.
- Verminderde endorotatie.[1]
- Verminderde exorotatie[2] (heupartrose vertoont dus ook dikwijls een niet-capsulair patroon).
- Vermindering in de mobiliteit van de andere bewegingsrichtingen.
- Een hard eindgevoel bij eindstandige passieve bewegingen.
- Krachtsverlies van de abductie: hierdoor is vaak het symptoom van Duchenne waarneembaar (*figuur 11a-2*).

Bij inflammatie (artritis) van het heupgewricht zijn de gebruikelijke symptomen als zwelling, warmte en roodheid vaak niet goed waarneembaar, omdat het heupgewricht diep gelegen is onder een dikke laag bindweefsel, spieren en vet.

Looppatroon

Bij inspectie van het looppatroon ontstaat vaak een eerste vermoeden van heupartrose. De volgende loopstoornissen kunnen voorkomen bij patiënten met heupartrose.
- Het bekken kantelt voorover en de romp beweegt naar voren, zodra het aangedane been zich *achter* bevindt *(figuur 11a-1)*. Dit komt door een beperkte, vaak pijnlijke retroflexie van het heupgewricht. Zelfs een lichte retroflexiebeperking leidt tot dit fenomeen, omdat bij iedere stap de eindstand van het aangedane heupgewricht te vroeg wordt bereikt.
- Het symptoom van Duchenne: hierbij maakt de romp een shift in de richting van het aangedane been zodra dit vol wordt belast *(figuur 11a-2)*. Hierdoor hoeven de heupabductoren minder aan te spannen.

Symptoom van Duchenne

Het symptoom van Duchenne ontstaat onder andere bij verzwakte abductoren. Het symptoom ontstaat ook als de patiënt heuppijn heeft bij hoge drukbelastingen. De drukbelasting binnen het gewricht vermindert namelijk aanzienlijk als de heupabductoren minder hoeven te contraheren.

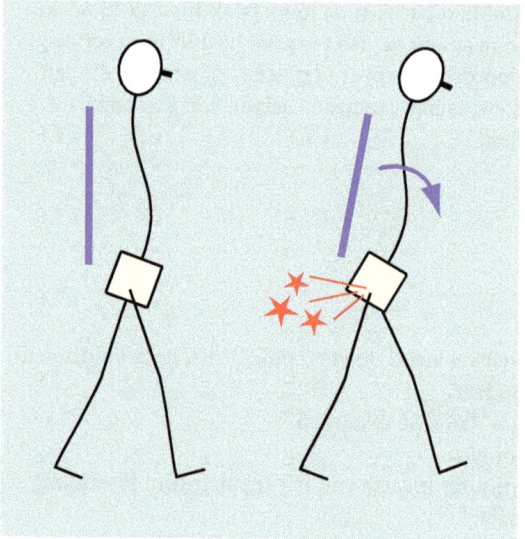

Figuur 11a-1
Het bekken kantelt voorover en de romp beweegt naar voren, zodra het aangedane been zich achter bevindt.

Röntgenfoto's

Gewoonlijk is klinisch onderzoek voldoende om de diagnose 'heupartrose' te kunnen stellen. Een röntgenfoto wordt alleen gemaakt bij onzekerheid over de diagnose of wanneer de uitslag van de röntgenfoto consequenties kan hebben voor de te volgen therapie (zoals een operatie).

Een anteroposterieure opname (AP-opname) van het bekken toont het best aan of sprake is van een heupartrose.[3] De bekkenopname toont de *beide*

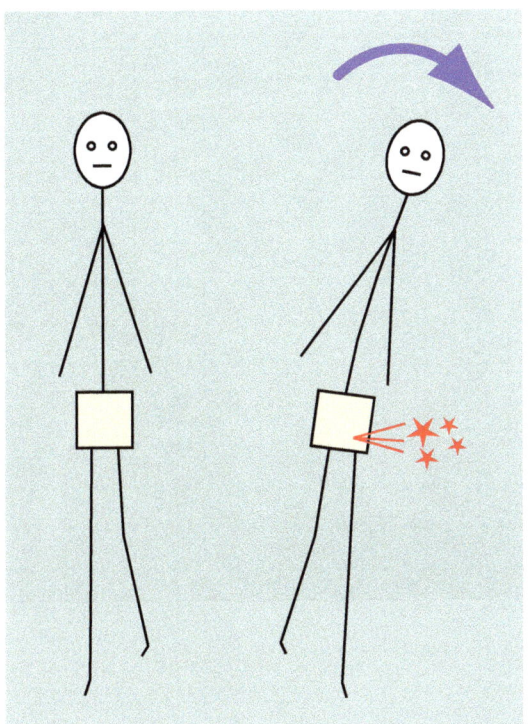

Figuu 11a-2
Het symptoom van Duchenne: hierbij maakt de romp een shift in de richting van het aangedane been zodra dit vol wordt belast.

heupgewrichten, zodat de aangedane heup met de gezonde heup kan worden vergeleken.

Een röntgenfoto van de heup wordt gewoonlijk in liggende positie gemaakt. Er is in het verleden enige discussie geweest over de voordelen van röntgenfoto's van patiënten in staande positie. Een aantal studies toont echter geen duidelijk verschil tussen beide typen opnamen.[4,5] Uit praktische overwegingen is het gemakkelijker een röntgenfoto in lig te maken; dit geldt vooral voor oude geriatrische patiënten.

Op röntgenfoto's ziet men, afhankelijk van de ernst van de artrose:
– versmalling van de gewrichtsspleet en migratie van de femurkop naar craniaal (soms ook naar mediaal); dit wijst op kraakbeenverlies:
  • lichte tot matige artrose: gewrichtsspleet is 1,5-2,5 mm;
  • matige tot ernstige artrose: gewrichtsspleet is kleiner of gelijk aan 1,5 mm;
– subchondrale sclerose en/of cysten. Deze ontstaan door microfracturen en reactieve callusvorming van het subchondrale bot;
– osteofytvorming. Deze bevinding is vrijwel bewijzend voor artrose[6];
– in ernstige gevallen: vormverandering van de femurkop.

Figuur 11a-3
Deze conventionele anteroposterieure opname toont duidelijk artrose van het rechterheupgewricht; zichtbaar zijn een versmalling van de gewrichtsspleet, subchondrale sclerose, osteofytvorming en verandering van de vorm van de femurkop.

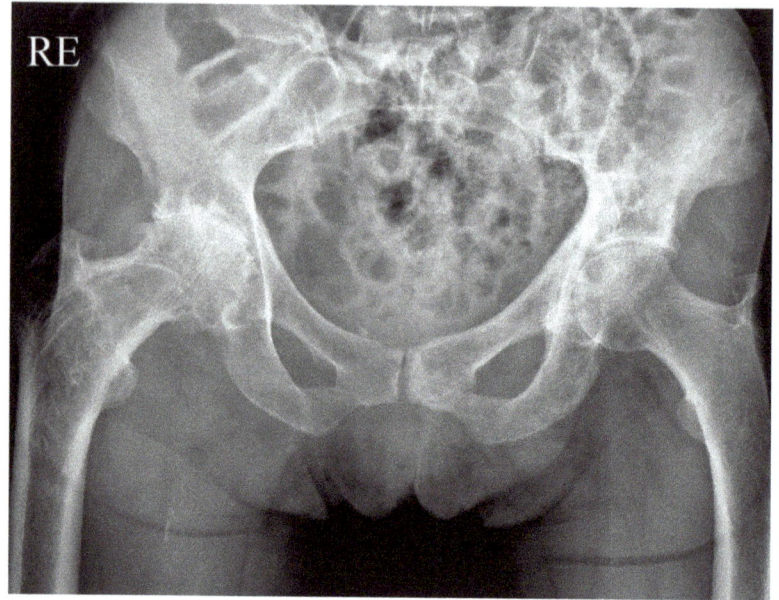

Artrose van de knie

Klinische bevindingen

Wanneer vier van de volgende zes klinische bevindingen bij een patiënt aanwezig zijn, dan is de kans op knieartrose 89%.[7]
1 leeftijd > 50 jaar;
2 ochtendstijfheid < 30 minuten;
3 crepitaties tijdens het bewegingsonderzoek;
4 gevoeligheid van de benige structuren;
5 verbreding van het kniegewricht;
6 geen verhoogde temperatuur van het kniegewricht.

Andere symptomen zullen de waarschijnlijkheid doen toenemen:
− eindstandige beperking en/of pijn van het gewricht;
− de flexie is het meest beperkt (volgens een capsulair patroon);
− pasteuze zwelling van het gewricht.

Röntgenfoto's

Röntgenfoto's worden alleen gemaakt als op grond van klinisch onderzoek de diagnose onzeker is of wanneer de uitslag van de röntgenfoto van invloed is op de therapie.

Gewoonlijk wordt een röntgenfoto van de knie in stand gemaakt. De opname kan in extensie of (beter)[8] in 30° flexie worden gemaakt.

Op de röntgenfoto kan men – in geval van artrose – aantreffen:
- osteofytvorming;
- gewrichtsspleetversmalling;
- subchondrale sclerosering en cystevorming.

De eerste bevinding is meestal osteofytvorming. Gewrichtsspleetversmalling en subchondrale veranderingen van het bot treden gewoonlijk pas op als er al osteofytvorming heeft plaatsgevonden.[9]

MRI

MRI-opnamen van een kniegewricht tonen prachtig de weke delen van het gewricht. In geval van een artrose heeft een MRI-opname echter geen duidelijke meerwaarde boven een conventionele röntgenfoto. Afwijkingen die in de weke delen worden waargenomen hebben vaak geen relatie met de door de patiënt gepresenteerde klacht.[10] Vooral bij ouderen worden vaak degeneratieve meniscuslaesies en ligamentrupturen inclusief kruisbandlaesies gevonden op MRI-opnamen zonder dat er klachten zijn. Een MRI kan dus ook juist verwarrend zijn bij het zoeken naar de juiste diagnose. Alleen als er klinische symptomen bestaan die andere pathologie suggereren dan artrose, kan MRI geïndiceerd zijn.

Literatuur

1 Birrell F, Croft P, Cooper C, Hosie G, Macfarlane G, Silman A; PCR Hip Study Group. Predicting radiographic hip osteoarthritis from range of movement. Rheumatology (Oxford) 2001 May;40(5):506-12.
2 Bierma-Zeinstra SM, Oster JD, Bernsen RM, Verhaar JA, Ginai AZ, Bohnen AM. Joint space narrowing and relationship with symptoms and signs in adults consulting for hip pain in primary care. J Rheumatol 2002 Aug;29(8):1713-8.
3 Brower AC, Kransdorf MJ. Imaging of hip disorders. Radiol Clin North Am 1990 Sep;28(5):955-74.
4 Auleley GR, Rousselin B, Ayral X, Edouard-Noel R, Dougados M, Ravaud P. Osteoarthritis of the hip: agreement between joint space width measurements on standing and supine conventional radiographs. Ann Rheum Dis 1998 Sep;57(9):519-23.
5 Fuchs-Winkelmann S, Peterlein CD, Tibesku CO, Weinstein SL. Comparison of pelvic radiographs in weightbearing and supine positions. Clin Orthop Relat Res 2008 Apr;466(4):809-12.
6 Gupta KB, Duryea J, Weissman BN. Radiographic evaluation of osteoarthritis. Radiol Clin North Am 2004 Jan;42(1):11-41
7 Altman R, Asch E, Bloch D, Bole G, Borenstein D, Brandt K, Christy W, Cooke TD, Greenwald R, Hochberg M, et al. Development of criteria for the classification and reporting of osteoarthritis. Classification of osteoarthritis of the knee. Diagnostic and Therapeutic Criteria Committee of the American Rheumatism Association. Arthritis Rheum 1986 Aug;29(8):1039-49.

8 Davies AP, Calder DA, Marshall T, Glasgow MM. Plain radiography in the degenerate knee. A case for change. J Bone Joint Surg Br 1999 Jul;81(4):632-5.
9 Kijowski R, Blankenbaker DG, Stanton PT, Fine JP, De Smet AA. Radiographic findings of osteoarthritis versus arthroscopic findings of articular cartilage degeneration in the tibiofemoral joint. Radiology 2006 Jun;239(3): 818-24.
10 Link TM, Steinbach LS, Ghosh S, Ries M, Lu Y, Lane N, Majumdar S. Osteoarthritis: MR imaging findings in different stages of disease and correlation with clinical findings. Radiology 2003 Feb;226(2):373-81.

Bijlage I

Capsulaire patronen

Onder een capsulair patroon wordt verstaan: een voor ieder gewricht kenmerkende volgorde van (al of niet pijnlijke) bewegingsbeperkingen die ontstaan bij irritatie van het *totale* gewrichtskapsel, zoals bij artritis of artrose. Een aantal regels is van belang om te bepalen of sprake is van een capsulair patroon:*
- De beperkingen worden – bij onderzoek van de extremiteiten – gevonden bij het *passieve* bewegingsonderzoek. In geval van de cervicale en lumbale wervelkolom worden actieve bewegingen uitgevoerd.
- De houding waarin getest wordt is eveneens van belang. Als de passieve bewegingen in de betrokken gewrichten worden uitgevoerd zoals beschreven door Cyriax,[1] is de betrouwbaarheid het grootst.** De juiste uitvoering van de belangrijkste passieve bewegingen wordt getoond in de volgende bijlagen.
- Men dient de gevonden bewegingsuitslagen te vergelijken met de (meestal gezonde) heterolaterale zijde.

Wanneer een capsulair patroon wordt gevonden bij klinisch onderzoek, dan wijst dit zeer sterk op artrose of artritis. In geval van een *afwijkend* capsulair patroon *kan* echter toch sprake zijn van artrose of artritis. Vooral in geval van *ernstige* artrose met osteofytvorming, meniscusletsels, vormveranderingen van het gewricht en dergelijke, kunnen de bewegingsbeperkingen een niet-capsulair patroon vertonen.

Een capsulair patroon moet worden gezien als een onderdeel van het gehele onderzoek; een (waarschijnlijkheids)diagnose wordt gesteld op grond van de ziektegeschiedenis van de patiënt, de symptomen, het functieonderzoek, palpatie en de toegevoegde testen, al of niet in combinatie met beeldvormende diagnostiek.

---

* Diverse onderzoeken naar de validiteit van capsulaire patronen werden uitgevoerd zonder rekening te houden met bovenstaande regels: hierdoor ontstond ten onrechte het idee dat capsulaire patronen niet bruikbaar zouden zijn voor de dagelijkse praktijk.
** De volledige uitvoering van het passief functieonderzoek is te vinden in de diverse bijlagen van eerdere uitgaven van Orthopedische casuïstiek.

Capsulaire patronen: de meest beperkte beweging wordt eerst genoemd.

Schouder:
1 exorotatie
2 abductie
3 endorotatie

Elleboog:
1 flexie
2 extensie

Distaal radio-ulnair gewricht:
1 pronatie en supinatie in gelijke mate

Het basisgewricht van de duim (het trapeziometacarpale gewricht):
1 abductie en extensie in gelijke mate

Metacarpofalangeale en interfalangeale gewrichten:
1 flexie
2 extensie

Heup:
1 endorotatie (in ruglig met de heup en de knie in 90° flexie)
2 flexie, abductie, extensie (in buiklig) in gelijke mate

Knie:
1 flexie
2 extensie

Enkel (bovenste spronggewricht):
1 plantairflexie
2 dorsaalflexie

Metatarsofalangeale I-gewricht:
1 extensie
2 flexie

Metatarsofalangeale gewrichten II t/m V:
1 variabel: deze gewrichten neigen tot fixatie in extensie met flexie van de interfalangeale gewrichten.

Cervicale wervelkolom:
1 extensie
2 rotatie en lateroflexie
3 flexie

Lumbale wervelkolom:
1 extensie en lateroflexie in gelijke mate
2 flexie

Literatuur

Cyriax J. Textbook of orthopaedic medicine, deel 1: Diagnosis of soft tissue lesions. 6th ed. Londen: Baillière Tindall, 1982.

Bijlage II

Capsulair patroon van de schouder

1. Exorotatie
2. Abductie
3. Endorotatie

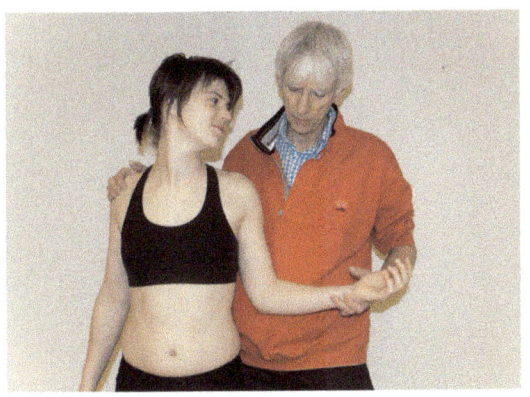

Passieve exorotatie.

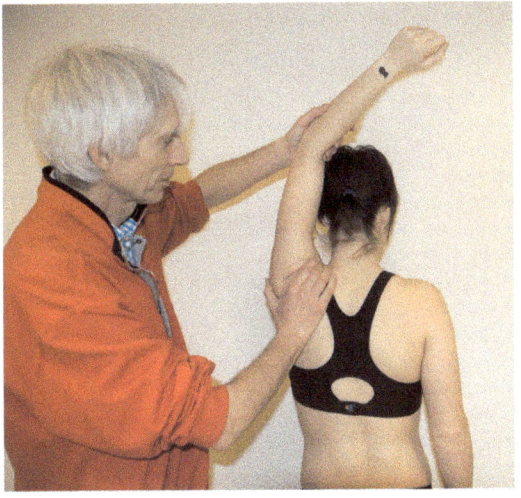

Passieve abductie.

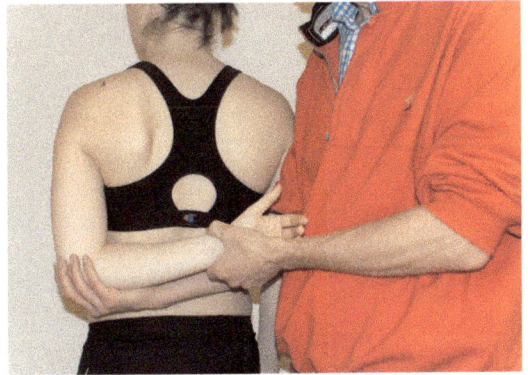

Passieve endorotatie.

Bijlage III

Capsulair patroon van de elleboog

1. Flexie
2. Extensie

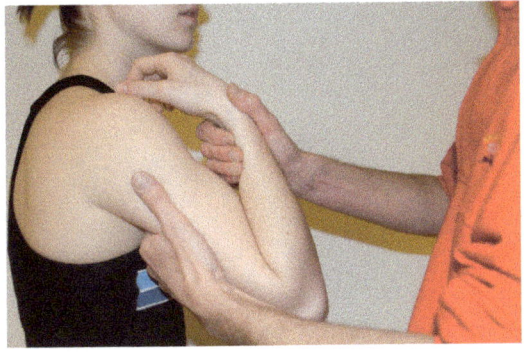

Passieve flexie.

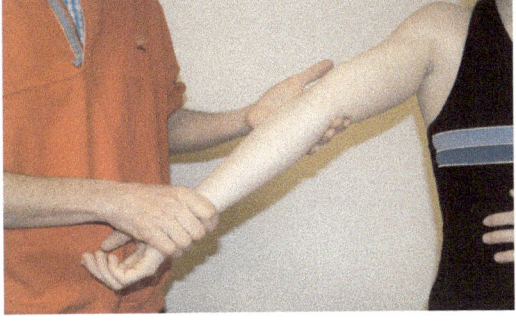

Passieve extensie.

Bijlage IV

Capsulair patroon van het distaal radio-ulnair gewricht.

Pronatie en supinatie in gelijke mate

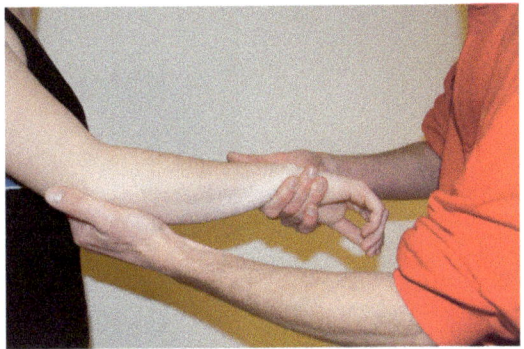 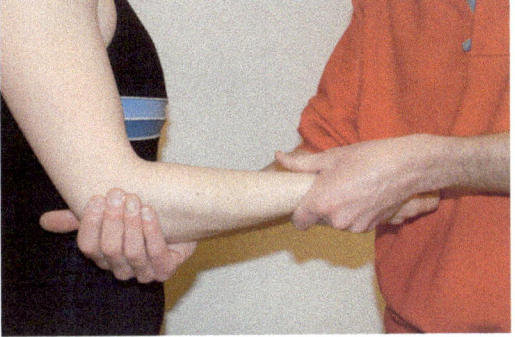

Passieve pronatie. *Passieve supinatie.*

Bijlage V

Capsulair patroon van het basisgewricht van de duim (= het trapeziometacarpale gewricht)

Abductie en extensie in gelijke mate

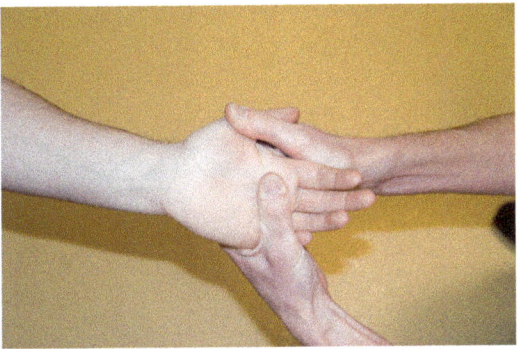

Passieve abductie / extensie van het trapeziometacarpale gewricht.

Bijlage VI

Capsulair patroon van de metacarpofalangeale en interfalangeale gewrichten

1 Flexie
2 Extensie

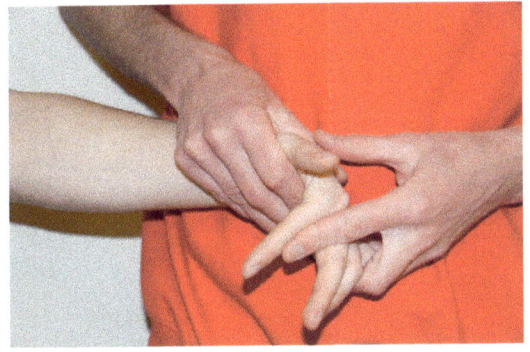

A Passieve flexie metacarpofalangeale II-gewricht.

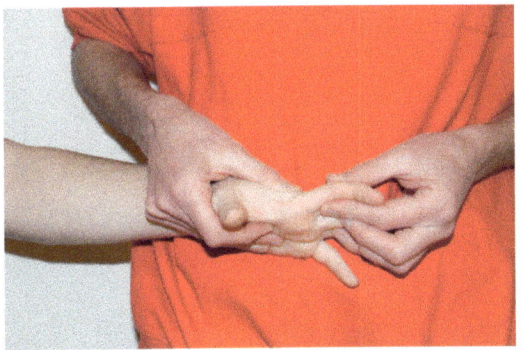

B Passieve extensie metacarpofalangeale II-gewricht.

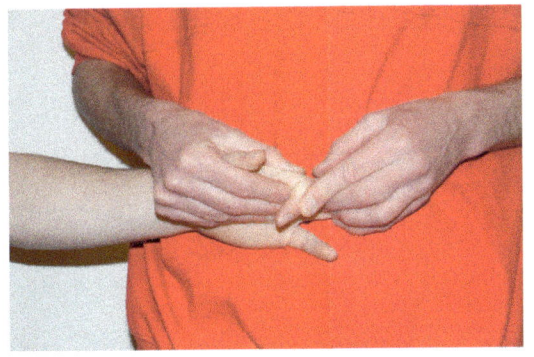

A Passieve flexie proximale interfalangeale II-gewricht.

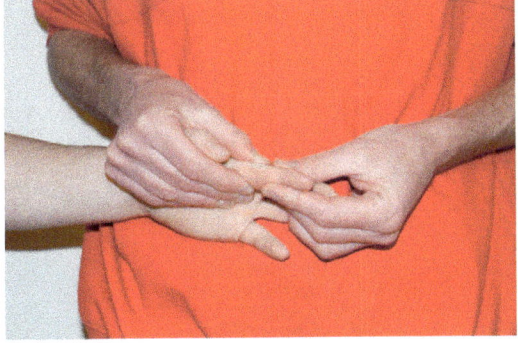

B Passieve extensie van het proximale interfalangeale II-gewricht.

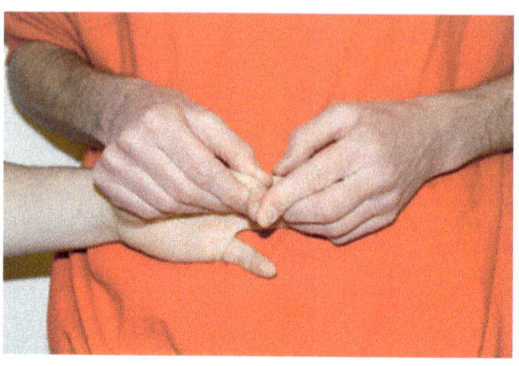 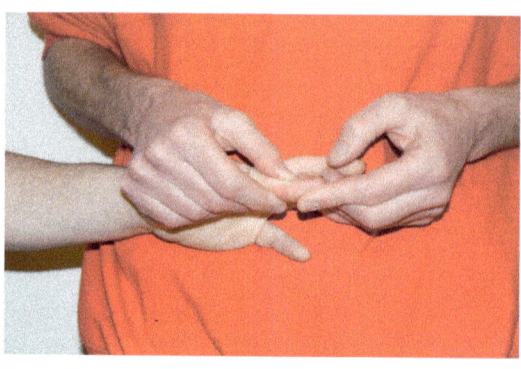

A Passieve flexie van het distale interfalangeale II-gewricht.

B Passieve extensie van het distale interfalangeale II-gewrich

Bijlage VII

Capsulair patroon van de heup

1 Endorotatie
2 Flexie – abductie – extensie in gelijke mate

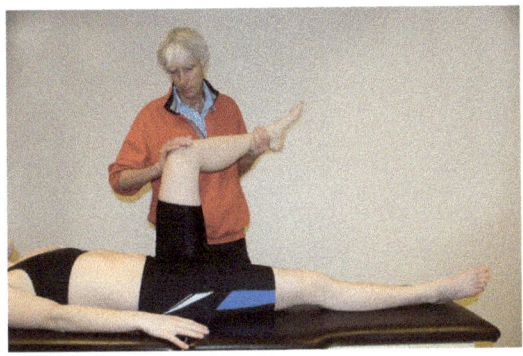

Passieve endorotatie.

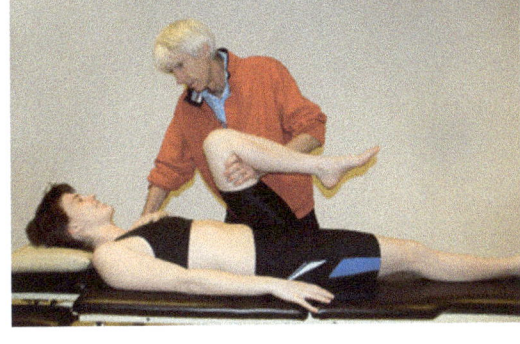

Passieve flexie.

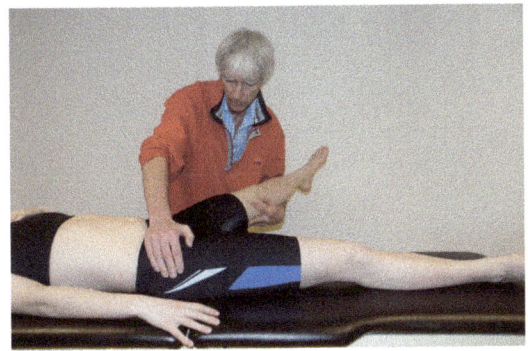

Passieve abductie met gestrekt been.
NB: omdat bij deze uitvoering de m. gracilis kan worden gerekt, moet deze passieve beweging ook met een gebogen knie worden uitgevoerd.

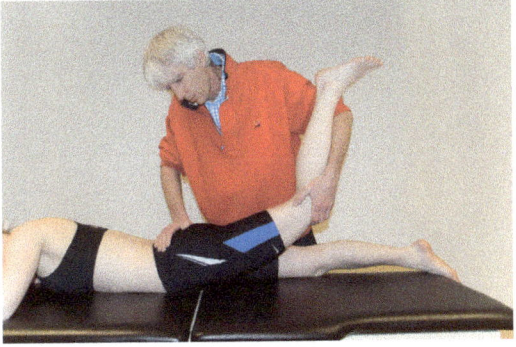

Passieve extensie.

Bijlage VIII

Capsulair patroon van de knie

1. Flexie
2. Extensie

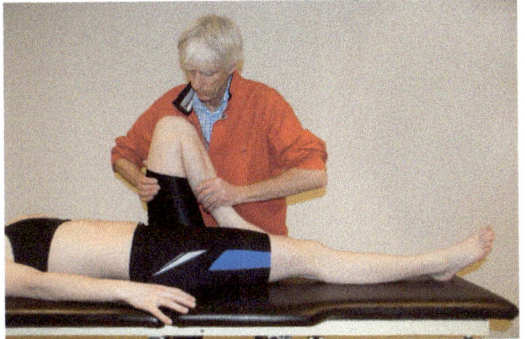

Passieve flexie.

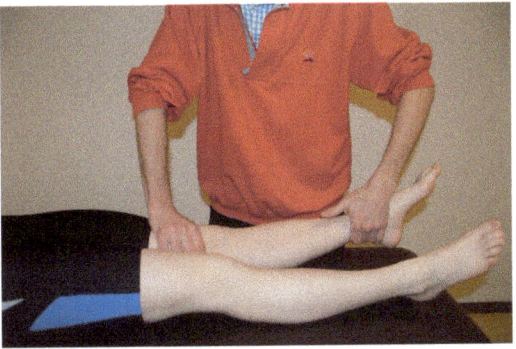

Passieve extensie.

Bijlage IX

Capsulair patroon van het bovenste spronggewricht (articulatio talocruralis)

1 Plantairflexie
2 Dorsaalflexie

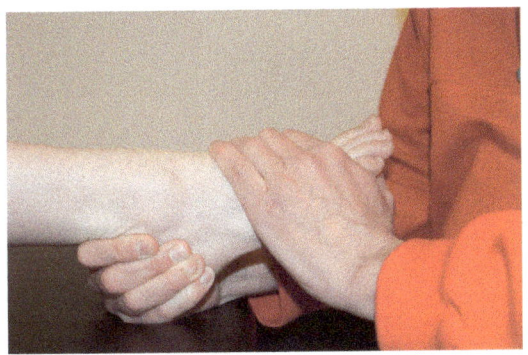

Passieve plantairflexie.

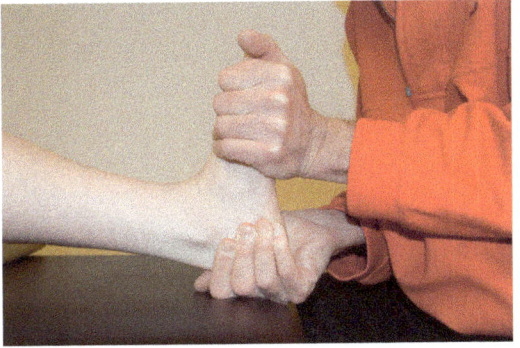

Passieve dorsaalflexie.

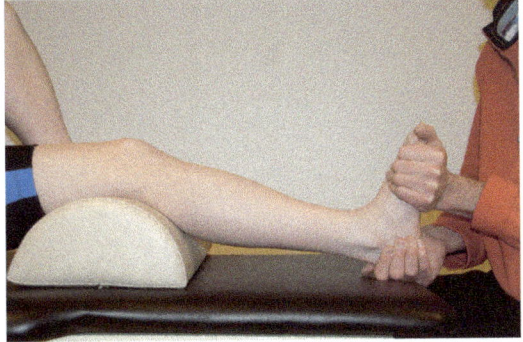

NB: bij de passieve dorsaalflexietest dient de knie licht gebogen te zijn om rek van de m. gastrocnemius te voorkomen.

Bijlage X

Capsulair patroon van het metatarsofalangeale I-gewricht

1 Extensie
2 Flexie

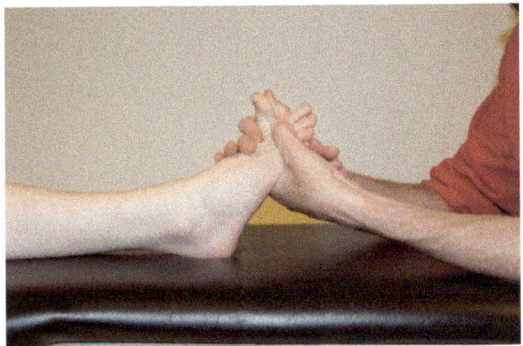 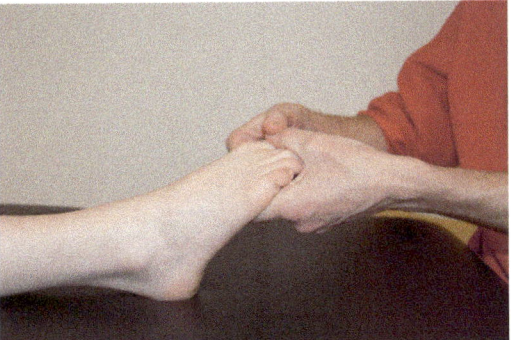

Passieve extensie.   *Passieve flexie.*

Bijlage XI

Capsulair patroon van de cervicale wervelkolom

1. Extensie
2. Rotatie en lateroflexie
3. Flexie

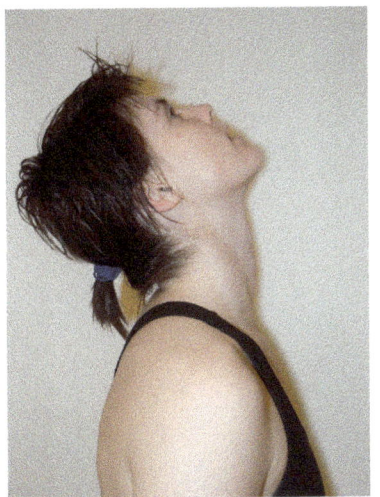

Actieve extensie.

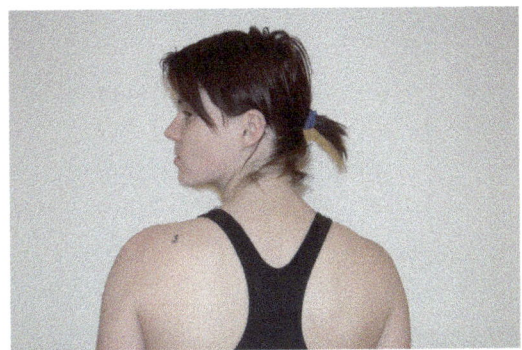

Actieve rotatie.

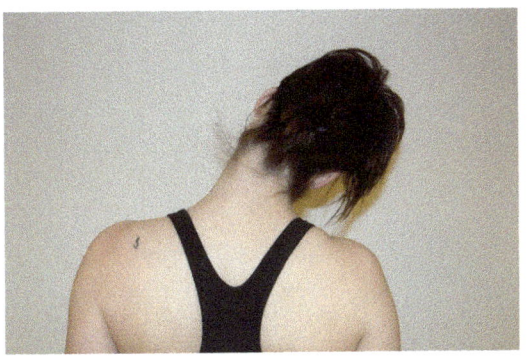

Actieve lateroflexie.

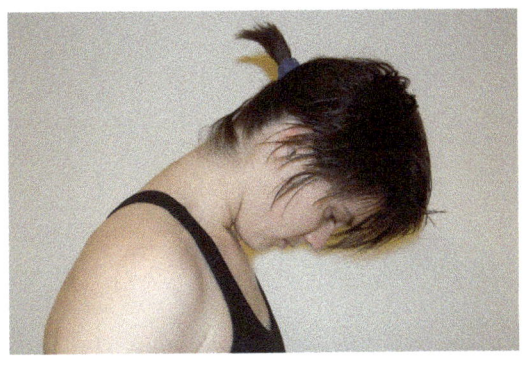

Actieve flexie.

Bijlage XII

Capsulair patroon van de lumbale wervelkolom

1. Extensie en lateroflexie in gelijke mate
2. Flexie

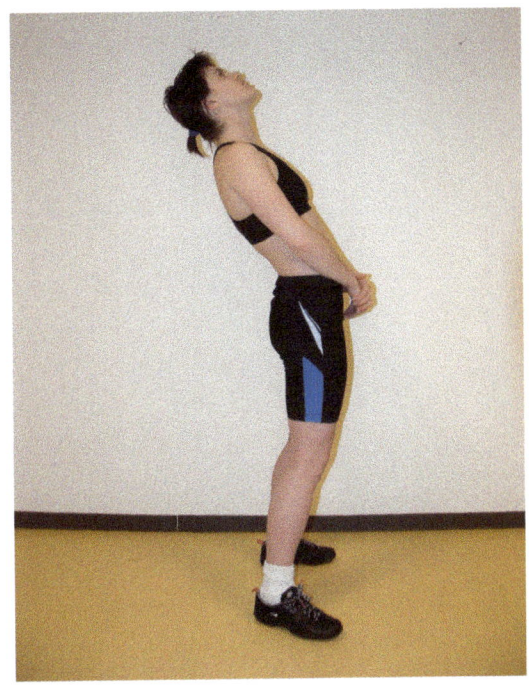

Actieve extensie.

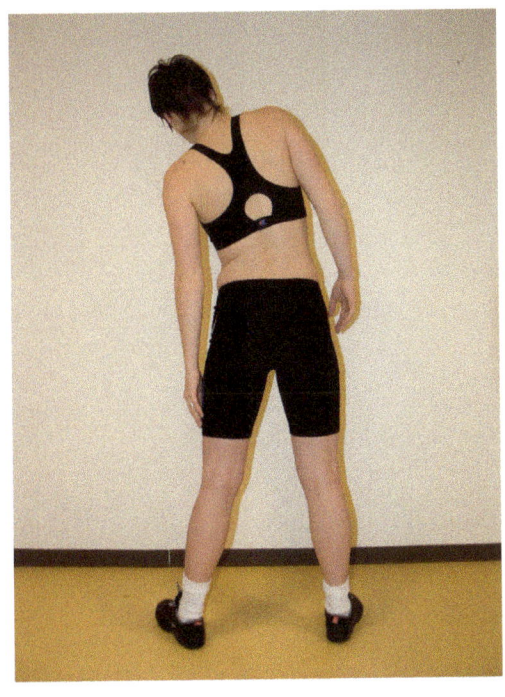

Actieve lateroflexie.

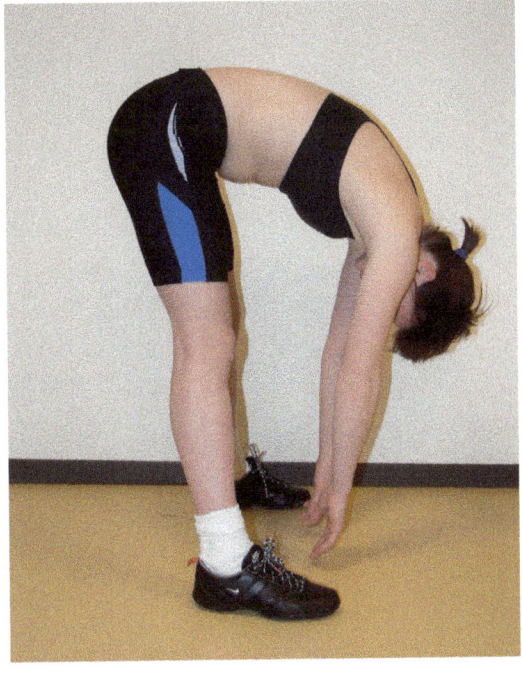

Actieve flexie.

Verwijzingen naar eerder verschenen
Orthopedische casuïstiek

Soms wordt in het boek verwezen naar reeds eerder verschenen patiëntencasuïstiek. Deze casuïstiek staat in de online vakbibliotheek van Bohn Stafleu van Loghum en is via internet te raadplegen door abonnees van *Orthopedische casuïstiek*.
Nadere informatie hierover is te vinden op de website van:

– de uitgever: www.bsl.nl.
– de redactie van *Orthopedische casuïstiek*: www.orthopedischecasuistiek.nl

Register

A

afvallen	15
arteriitis temporalis	35
articulatio talocruralis	119
artritis	5, 8, 33
artritis, bacteriële	36
artritis, jicht-	53
artritis, reumatische	37
artritis, septische	46
artritis, traumatische	24
artrodese	17
artroscopie	13, 75
artrose	1
artrose, diagnostiek	95
artrose, patellofemorale	90, 93
auto-immuunziekte	34

B

Bechterew	7
Bechterew, ziekte van	34
beweegprogramma	16
bewegingsprogramma	37
bezinking	60
biologische drager	76
blaasontsteking	36
bloedbezinking	44
bloedonderzoek	13
bloedwaarden	44
Borrelia Burgdorferi	35
botscintigrafie	13
bse	44

C

calciumpyrofosfaatkristallen	57
capsulair patroon	101
capsulitis	5, 33
CBO	17
chondroblast	2
chondroblasten	3
chondrocalcinose	35, 57
chondrocyt	2
chondroïtinesulfaat	14
colchicine	57
colitis ulcerosa	35
collageen II	3
computertomografie	45
conditietraining, aerobe	38
corpus alienum	37, 46
correctieosteotomie	17
corticosteroïden	34, 61
corticosteroïdinjectie	15
coxartrose	93
Crohn, ziekte van	35
crosstrainer	38
CRP	44, 60
cyste	97

D

débridement	75, 88
distorsie	24
Duchenne	96, 97
duurtraining	17

E

echografie	13
elleboog	107
epiphysiolysis capitis femoris	13
erythema migrans	35

F

fibrocartilagineus	68, 73
flare	8
fysiotherapie	16

G

genetische factoren	7
gewrichtskapsel	33
gewrichtspunctie	13
glucosamine	14
glycosaminoglycanen	3
grondsubstantie	2

H

Hb	45
hemoglobine	44
heup	115
hometrainer	38
hormonale factoren	8
hyaluronzuurketen	2

I

inflammatie	8, 30, 33
interfalangeale gewricht	113

J

jicht	35
jichtaanval	51

K

keelontsteking	36
kinesitherapie	16
knie	117
kraakbeen	1
kraakbeen, hyalien	74
kraakbeen, vezelig	74
kraakbeendegeneratie	6
kraakbeenletsel	68, 82
kraakbeenmetabolisme	5
krachttraining	17, 39
kristalartropathie	35, 57

L

leukocyten	45
looppatroon	96
lupus erythematosus disseminatus	34
Lyme, ziekte van	35

M

maculair	63
malalignment	19
McMurray	52
medicatie	14
mediopatellair plicasyndroom	29
mediopatellaire plica	28
meningokokkenmeningitis	64
menopauze	55
metacarpofalangeale II-gewricht	113
metatarsofalangeale I-gewricht	121
methotrexaat	34
microfracture techniek	76
mobiliserende oefeningen	17
MPP-test	28
MRI	12, 99

N

necrose, avasculaire	87
NGH	17
NSAID	14

O

OARSI	17
oefeningen, mobiliserende	40
oefentherapie	15, 16
ontsteking	33
opboren	75
operatieve behandeling	17
Osgood Schlatter, ziekte van	13
osteofytvorming	1, 11, 97
osteosclerose	1
overgewicht	7

P

paracetamol	14
Perthes, ziekte van	13, 87
petechiën	64
plica mediopatellaris	28
polymyalgia rheumatica	35, 60
prednison	34
preventie	18
proteoglycaanaggregaten	2
proteoglycaanmoleculen	3
Pseudojicht	57
psoriasis	34
purine	56

R

radio-ulnaire gewricht, distaal	109
Reiter, ziekte van	34
reuma, acuut	36
reumatoïde artritis	34
risicogroepen	18
röntgenfoto	11, 96, 98

S

schouder	105
sclerose	97
Sjögren, ziekte van	35, 48
skeletscintigrafie	45
sport	71
symptomatologie	8
synovia	4
synovitis	8
synovitis, lokale	52

T

therapie	14
tibiofibulaire gewricht	48
TNF-blokkers	34
tophi	56
training, aerobe	39
Tramadol	14
transplantatie van kraakbeen	76
transplantatie van kraakbeencellen	76
trapeziometacarpale gewricht	111
turnover	4

U

uraatkristallen	52
uraatspiegel	55
urikemie	53

V

valgisatie-osteotomie	88
vetlichaam van Hoffa	28

W

wervelkolom, cervicale	123
wervelkolom, lumbale	125

GPSR Compliance
The European Union's (EU) General Product Safety Regulation (GPSR) is a set of rules that requires consumer products to be safe and our obligations to ensure this.

If you have any concerns about our products, you can contact us on

ProductSafety@springernature.com

In case Publisher is established outside the EU, the EU authorized representative is:

Springer Nature Customer Service Center GmbH
Europaplatz 3
69115 Heidelberg, Germany

www.ingramcontent.com/pod-product-compliance
Ingram Content Group UK Ltd.
Pitfield, Milton Keynes, MK11 3LW, UK
UKHW050417240426
12048UKWH00014B/682